開業医のための極上旅スタイル

人生と旅を豊かにするVIP特典活用術

著

梅岡比俊
医療法人梅華会グループ理事長/開業医コミュニティM.A.F主宰
予防未病健康医師協会代表理事

服部そら
株式会社エム&スカイ代表取締役

金村泰將
株式会社エムエースタンズ・プロモーション代表取締役

中外医学社

目　次

はじめに ……………………………………………………………… 1

人生の最期に後悔しないために ………………………………… 8

前編	その働き方を決めているのは自分、意識改革で旅行に行ける

Section 1　旅の効用 ……………………………………………… 16

- Ⓐ 開業医梅岡が旅をお勧めするわけ ……………………… 16
- Ⓑ なぜ医師である私が旅をするのか ……………………… 24
- Ⓒ 患者は柔軟で活力ある医師を求めている ……………… 30
- Ⓓ ワーク・ライフ・インテグレーションすると
　　人生が変わる ……………………………………………… 38
- Ⓔ 人間にとって幸せとは：医師のキャリアパス …………… 45

Section 2　旅の時間をつくり出す方法 …………………………… 48

- Ⓐ 経営者でもある開業医は自分の時間をつくれる ………… 48
- Ⓑ 院長がいなくても大丈夫な体制をつくる ……………… 52
- Ⓒ 大きな岩づくりをする ……………………………………… 60
- Ⓓ 手始めは学会を絡めた旅から …………………………… 64

後編	旅のプロが指南するリッチなドクターこそできるお得で快適な旅

Section 1　クレジットカードとマイルの基礎知識 ……………… 72

- Ⓐ 私がクレカポイント＆マイルの旅に目覚めたきっかけ … 72

i

〈体験談〉家族4名そろってJALファーストクラスで行く

オーロラ付き奇跡のパリ旅行……………………………77

Ⓑ 多くのドクターの旅のお悩み……………………………81

Ⓒ 旅するための第一歩はクレカのポイントを貯めること…82

Section 2 快適でお得な旅をするためのテクニック……………99

Ⓐ 旅をするならこのカード……………………………99

Ⓑ Marriott Bonvoy® Amex ポイントの貯め方 ………112

Ⓒ Marriott Bonvoy® Amex ポイントの使い方 ………117

〈体験談〉ホテルのアップグレードでステイケーションを楽しむ

……………………………123

Ⓓ 知ってお得な旅の極意教えます…………………………133

〈体験談〉年末年始ファーストクラス4名でヨーロッパへ ……156

Ⓔ ホテルと航空会社、2つのステータスがあれば最強！！

……………………………162

"自分を変える"旅行例 | **開業医梅岡の旅行記**
―こんな体験しませんか？―

・インド・ムンバイの旅で瞑想…………………………189

・ゴビ砂漠マラソン参加とクリニック…………………194

・『そら＆MASA』のテクニックで行くハイシーズンの

家族旅行………………………………………………201

・再びのインド、聴診器ビジネスの見学…………………206

・開業医コミュニティ『M.A.F』のメンバーと

タイ・バンコクの病院見学…………………………210

おわりに …………………………………………………214

はじめに

　「医師はなかなか医療現場を離れられない」という習性があることを重々承知している私、梅岡が、今回、ドクターの皆さんに旅をお勧めする本を書こうと思ったきっかけは、2019年、中国発の新型コロナウイルス感染症によって、世界的に移動制限が加えられる前代未聞の事態が起こり、日本の医療体制はいつでも誰でも、世界最高レベルの医術を提供し得ると思っていたのに崩壊しかけたこと、そして、それによって日本中の多くの医師がストレスに晒されるのを目の当たりにしたことです。

　ほとんどのドクターは、「自分はそれなりのステータスもあるし、金銭的にも国民の平均よりもゆとりある生活が送れているので、自分がその気にさえなれば、いつでも、どこへでも行ける。だから、**今は忙しいからそのうち時間ができたら旅行すればいい……**」と、ご自身が旅行に行くことは後回しにしていたのではないかと思います。ところが、新型コロナウイルス感染症という行動規制がかかるほどの新たな疾病が流行したことで、**その気になれば、いつでも、どこへでもという前提は通用しない**ことが実証されてしまいました。

　また、世界でもトップクラスの医療体制が整っていると思っていた日本でさえ、救急車を呼んでも受診できる病院が見つからないほどの事態に……。パンデミック当時、直接感染症の手当てに当たっておられた先生方はもちろんのことですが、開業医でも、診療科によっては

患者さんが激減したり、感染症対策のための設備投資をしたり、患者さんの導線の見直しを迫られたり、はたまたオンライン診療を導入したり……、今までの診療体制を根本から考え直さざるを得なかったのは私だけではないと思います。また、予防接種は市町村が一括して管理することになり、抗原検査を含めて報告義務が発生するなど、今までにない業務も増えて、多くのストレスを抱える毎日を過ごされたことでしょう。

　丸3年が経過した2023年5月、COVID-19はやっとインフルエンザ並みの5類に分類され厳しい行動制限はなされなくなりましたが、変異株による次の爆発的な流行はいつやって来ても不思議ではありませんし、さらに新たなウイルスの出現だってあり得るのです。また、国民全体で感染症予防対策をしっかりとった結果、インフルエンザその他の感染症に対する免疫力が低下し、日常が戻ってきたものの、さまざまな感染症の流行が報告されています。我々の医療現場も日常が戻ってやれやれと思ったのもつかの間、再びストレスのかかる毎日となってしまいました。

　これらのことは、“その気になればいつでも旅行はできる”という考えは正しくないことを示していると思うのです。であるなら、空港での行動規制が解除され、気軽に旅行できるようになった今こそ、「**旅に出て異空間に身を置き、リフレッシュするとともに、仕事・プライベートにかかわらず、将来のことをじっくり考えるべきときだ**」と思いました。私自身は、次に出掛ける旅のことを考えただけでも、ワクワクします。そして皆さんにもワクワクしてほしいと心から思うようになりました。

　私は、自分のことを今までも全国で10指に入るくらい旅に出ている医師だ、と思っているのですが、旅のリフレッシュ効果はもちろんのこと、出かけた先々で味わった感動や得られた新たな発想は語りきれ

ないほどあります。医療業界という狭い世界にどっぷり浸り、井の中の蛙、お山の大将でいると見えていなかったものが、旅に出ると見えてきます。自分の世界が広がり、常に社会状況を見回す余裕が持てるようになります。**自分の置かれた環境や状況を俯瞰して見ることができる**のです。

　国家試験に受かったその日から「先生、先生」と持ち上げられ、一目置かれ続けた自分は、なんて世間知らずだったのだろうと気づいたのも、旅先での私の**バックグラウンドを知らない現地の人達との交流**でした。ですから、そういう体験をまた重ねられると思うと、**理想としている自分の姿に一歩近づけるヒント**がまた得られるのではと、それだけで心が高揚して明るい光が見えてきます。

● 開業医こそ旅が必要!!

　私は、以前著わした『ドクターの働き方改革28メソッド』（医学通信社）という拙著の中で、医師も人間なのだから、これからは仕事だけじゃなくてプライベートも楽しみながら、自分の人生そのものをどう味わうかを考えましょう……とお伝えしたのですが、政治の世界でもやっと医師の働き方改革について議論し、盆も正月も、夜も昼も必要とあらば治療に当たらなければならない勤務医の時間外勤務を見直すことが決定されました。

　この報道を受けたとき、真っ先に思ったことは、「**開業医はプライベートの時間が確保されていると思われている**んだなぁ」。看板に掲げている診療時間だけが開業医の勤務時間ではなく、レセプトのことやスタッフ管理のこと、薬剤の在庫管理などなど、雑務が山とあって「こんなはずじゃなかった!」と思った開業当時を思い出しました。

　今の私には、日々ストレスをためている皆さんを見て、ドクターも旅に出ることができるという想いを伝えたい気持ちでいっぱいです。いつか時間ができたらなどと悠長なことを言わずに、皆さんも行きた

いときに行きたいところへ行ける準備をし、旅に出てワクワクしてリフレッシュし、心も新たに帰ってから日々の診療に取り組んでほしい、一度きりしかない自分の人生を大いに楽しんでほしいと心から思っています。

●学会出張のホテルをグレードアップしてみよう

とはいえ、開業医の皆さんが1週間クリニックを空けるのは簡単なことではないでしょう。そこで、まずは学会を利用することを提案したいと思います。通常、勤務医であれ開業医であれ、医師は忙しい毎日を過ごしていますから、学会で国内外に出張する時はとんぼ返り、宿泊が必要な場合は会場近くのビジネスホテルを取って、終わればまっすぐ帰宅……ということが多いと思います。私も、以前は、寝られればどこでもいい……と、会場近くの格安なビジネスホテルを取っていました。

ですが、次の学会は、会場近くのハイクラスホテルでワンランク上の部屋に泊まってみませんか？　当然、安いビジネスホテルより費用は掛かりますが、思っているほどお金を掛けないでハイクラスホテルに泊まれる方法があるのです。日常と異なったリッチな環境に身を置くと、不思議と心に余裕が生まれ、クリニックの運営のこと、自分の家族のこと、何よりこれからの自分の生き方をゆっくり考えてみることができます。また、クリニックも医療を提供するサービス業と考えれば、ハイクラスホテルで受けるサービスには参考になることがたくさんあります。

私は、ハイクラスホテルの上質な環境と上質なサービスを受けて、自分の置かれた現状を客観視したことで、新しい視点や発想を得られ、自分の世界が広がったような感覚を何度も経験しました。これは実際に体験してみなければ分からないこと、皆さんにもそんな経験を味わってもらいたいのです。

最上階の部屋から眼下にひろがる大都会の夜景を眺めたり、はたまた雄大な自然を前にしたとき、自分が悩んでいる問題はたいしたことないなぁ……と感じられて、気持ちが楽になったこともあります。コロナ渦でも、クリニックの収益を大きく落とすことなく、また、企業支援型保育園や児童発達支援スクールなどの関連事業を含めて総勢100人以上のスタッフを誰一人も首切ることなくやって来られたのは、今までの開業医の常識に縛られることなく、知らない土地で出会った人や、そこでの異業種の方々との交流で得たヒントやひらめきによるところと、非日常の環境で得られたリフレッシュ効果が大きいと感じています。

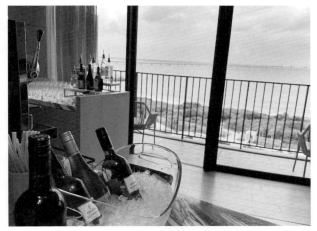

ハイクラスホテルのラウンジから見える景色

● ピークシーズンでも楽にお得に旅する奥の手はある！

　また、日頃は家庭と子どもは妻に任せきりの生活というドクターが多いのではないかと思いますが、年に一度は家族で一緒にリッチな旅行というのはいかがでしょう？　航空機への搭乗は、長い列を作っている人々を尻目に優先搭乗、目的地まではフラットシートでしっかり休

養、目的地に着けばハイクラスホテルのワンランク上の部屋でのんびり、夫として父として株が上がること間違いなしです。

　それでも旅行できるのは、ゴールデンウイークやお盆、年末年始、いわゆるピークシーズンだけ。そんな方でも、楽に予約できる奥の手もあります。

　私は元来旅行が好きで、学生の頃はバックパッカー、今でも年間スケジュールを立てる時には真っ先に旅行の予定を入れて、家族でも一人でもあちこちを旅しています。そんな私にさまざまな奥の手を指南してくれたのが、私の旅の師匠、服部そらさんと金村泰將さん、通称『そら＆ MASA』さんです。お二人は大学のゼミが一緒で、共に旅好きということで意気投合、お二人の海外旅行回数は数え切れません。

　そんなお二人が追及しているのは、**費用を掛けないでよりクオリティの高い旅行**を行うこと、お二人は、旅をより充実させる方法について勉強会を数多く開いています。その一つが貯まったクレジットカードのポイントを航空会社のマイルに変えることで、1ポイント1円が最大15円の価値になることを私に教えてくれました。初めて聞いたときは、貯まっているポイントの失効期間を見過ごし、みすみす捨てていた私には目から鱗、「ほんとかいな？」とも思いました。現在お二人は、旅行コンサルティング会社を立ち上げ、旅の魅力や必要性を伝えることを仕事とされています。

　今回この本を書くに当たり、私梅岡は、『そら＆ MASA』さんに原稿の約半分をお願いしました。それは、旅の奥の手については、梅岡が見聞きして知っていることを書くより、それを仕事としているお二人に直接伝えてもらったほうが、皆さんがはるかに理解しやすいと思ったからです。それに、まだ私の知らない奥の手もあるかもしれません。その話をそらさんにした時、一人でも多くの方に自分の想いを伝えたいとの気持ちが強いそらさんは、忙しいにもかかわらず、快く引

き受けてくれました。「今まで本を書いたことはないんです」とはにかんで言ったそらさんですが、より良い本にすべくMASAさんにも声をかけてくれました。お二人の豊富な経験を活かしたこの本は良い本になったと私は確信しています。

　それでは、まずは、旅のお世話を数多く経験してきたそらさんから皆さんへ、メッセージをお願いしましょう。

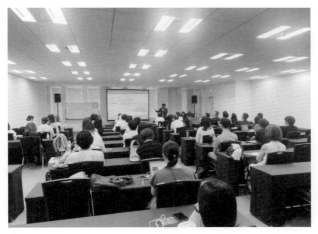

📍 そらさんによる勉強会の様子

人生の最期に
後悔しないために

● 人生最期の後悔は「もっと旅行をすればよかった」

　『そら』こと私、服部そらには、この本を読み進める前に、皆さんに考えてほしいことがあります。それは、「**寿命を迎えるまでに必ずしたいことを３つ挙げるとしたら、何ですか？**」です。

📍 死ぬまでに必ずしたいこと

	第1位	第2位	第3位	第4位
20代	旅行	結婚	出産	孫を見る
30代	旅行	出産	孫を見る	子どもの自立を見届ける
40代	旅行	子どもの自立を見届ける	安定した日々を送る	身辺整理
50代	旅行	身辺整理	子どもの自立を見届ける	孫を見る 孫の自立を見届ける

※すべての世代で旅行が第1位

　これは、20〜50歳代の男女863人を対象に行われたアンケート^(※1)の質問の一つですが、集計結果を見ると、20歳代では「結婚」、30歳代では「出産」、40歳代では「子どもの自立を見届ける」、50歳代では「身辺整理」など、ライフステージによってその回答はさまざまでした。しかし、全世代をとおして、最も多かったのは「**旅行**」です。

8

JCOPY 498-14862

皆さんはいかがだったでしょうか？

「ドクターでも海外旅行ができる」がテーマの1つのこの本を手にとってくださった皆さんなら、3つの回答の中にきっと「旅行」が入っていたのではないかと思います。

また、25万部を超えるベストセラーとなった『死ぬときに後悔すること25』（新潮社）という本をご存じでしょうか？　著者は、終末期の緩和医療に携わる医師・大津秀一氏。この本には、大津氏が余命いくばくもない患者さんたちから聞いた「人生でやり残したこと」がまとめられています。紹介されている25の項目の中には、「自分がやりたかったのにやらなかったこと」、「夢をかなえられなかったこと」、「仕事ばかりで趣味に時間を割かなかったこと」、「愛する人に『ありがとう』と伝えなかったこと」といった自分の生き方に関する後悔のほか、「故郷に帰らなかったこと」、「美味しいものを食べておかなかったこと」、「会いたい人に会っておかなかったこと」、「行きたい場所に行かなかったこと」などの「旅行」に関連した後悔も目につきます。

人生の最期を意識したとき、多くの人が「ぜひ行きたい」と願うのが旅行。それに気づけば、あとは行動に移すだけ。今日が人生の中で最も若いのですから、行動を起こせば、まだまだどこにでも旅行できます。

※1　出典：Dr.O-uccino（ドクター・オウチーノ）「寿命」に関する実態調査。

● 人生の豊かさは思い出の量で決まる

私が旅行の魅力を語る際、皆さんに必ずお伝えしているメッセージがあります。それは、「人生の豊かさは思い出の量で決まる」ということ。皆さんのこれまでの人生を振り返ってみると、どんな思い出が浮かびますか？　おそらく旅行は、ひときわ印象深い思い出ではないで

しょうか。小・中・高のメインイベントともいえる修学旅行、学生時代の仲間と行った卒業旅行や緊張の連続だった海外ひとり旅、初々しい夫婦だった頃の新婚旅行、子どもたちが大はしゃぎした家族旅行など、どの旅行にも大切で忘れられない思い出がつまっているはずです。

楽しかった時間、美しかった景色、忘れられない味、一緒にいると幸せな人など、こうした思い出が多ければ多いほど、人生は彩られ、より豊かになります。

この思い出の量をぐんと増やしてくれるのが「旅行」なのです。人生の最期に「もっと旅行に行けばよかった……」という悔いを残さないためにも、「あぁ！ なんて豊かな人生なのだ」という幸せな気持ちで毎日を送るためにも、行きたい場所へ、いつでも旅立てる準備をはじめてください。

1週間の中にSomeday（いつか）はない

●旅の第一歩は「いつか」を「いつ」にするか決めること

「いつか行きたいなぁ」「いつかやってみたい」「いつか会いたいね」……。「いつか○○したい」が口グセになっていませんか？　残念ながら、その「いつか」は来ません。なぜなら、1週間の中に「Someday（いつか）」はないからです。

私は旅行に関する情報やコツをお伝えする勉強会を開催しています。そこで参加者の方々に、「Sunday、Monday、Tuesday、Wednesday……。ほら、1週間の中に『Someday』はどこにもないですよね？」と言うと、「そらさん、うまいこと言いますねぇ！」と皆さん笑います。けれども、その後、「いつか○○したい」と言ってばかりの自分に、ハッと気づいた表情になる人も多いのです。

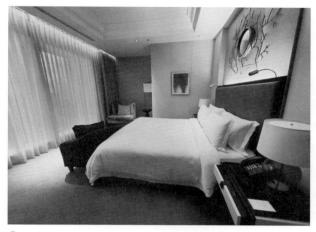

ハイクラスホテルのスイートルーム

　「いつか世界一周してみたい」「いつか家族でハワイに行きたい」「いつかオーロラを見たい」「いつかモルディブの海に潜りたい」……。「いつか」「いつか」と言いながら先送りしていると、いつの間にやら、人生の最期を迎え、「はぁ。もっと旅行に行けばよかった」とため息をつく日が訪れるかもしれません。もう一度、お伝えします。1週間の中に『Someday』はありません。だから、その『いつか』を『いつ』にするのかを決めましょう。

● ピークシーズンの旅行を叶える切り札は「ポイント」

　とはいうものの、皆さんの目の前には、日々の診察や病院の経営など、緊急の案件が山積みですよね？　重要だと思っているけれど、緊急度が低い「旅行」は、つい後回しになってしまう気持ちも理解できます。また、「GWや年末年始しか休めない。苦労して休みを調整しても、ピークシーズンの航空券やホテルは満席、満室で予約が取れない」とか、「予約が取れたとしても料金がとにかく高い」とか、「空港の混雑や行列にウンザリする」とか、「行けば疲れるのが目に見えているか

ら、そもそも旅行に行く気が失せる」といったお悩みもよく耳にします。

　では、**お金をあまり使うことなく、ピークシーズンを含む予約もスムーズにでき、航空会社やホテルでワンランク、ツーランク上のおもてなしを受けることができる**としたら、いかがでしょうか？

　実は、これ、方法によっては可能なのです！

　皆さんが常日頃、利用しているクレジットカードのポイントを活用すれば、すべて実現します。中には、ポイント還元率の高いクレジットカードをきちんと選び、より早く、よりお得にポイントが貯まるように工夫している方もいるかもしれません。でも、**そのポイントを有効活用できている人はほとんどいません。**「気がついたらポイントの有効期限が切れそうだ、とりあえず商品券やワインにでも交換しておこうか」という使い方をしているのなら、あまりにももったいないことです。

　ポイントがあれば、予約の取りにくいピークシーズンの航空券も手配できる可能性があります。ホテルでは、最低料金のみで追加料金を支払うことなく、広々としたお部屋にアップグレードもしてもらえる時もあり、レイトチェックアウトで心ゆくまでホテルステイを堪能できます。その他にもポイントでできることはたくさんあります。

　私の周りには、**このポイントを活用し、毎年、家族そろって海外で過ごしているドクターがたくさんいらっしゃいます。**梅岡先生もそのお一人です。年末年始のハワイ、ゴールデンウィークのヨーロッパ、お盆休みの沖縄にシルバーウィークのドバイなど、行き先は世界各国さまざまです。航空券は家族全員ビジネスクラス、時にはファーストクラスで、混雑している行列を横目に優先レーンから搭乗口へ、出発までは専用ラウンジでゆったり過ごして機上の人に。ホテルでは、アップ

ポイント活用で叶う旅
・ピークシーズンの航空券・ホテル予約
・航空券は長距離移動はビジネスクラス
・搭乗までは専用ラウンジで
・搭乗は優先レーンから
・ホテルの部屋はアップグレード
・レイトチェックアウト

グレードされたスイートルームで特別なおもてなしを受けるのが当たり前となっています。

　「ポイントをうまく貯める方法」は知っていても、「ポイントを最大限、有効活用する方法」を知らない人がほとんどなのです。ポイントはあなたが思っている以上に「宝の山」。それを「旅行」に活用すれば、ポイントの価値は何倍にもなります。

　それでは、この本では、梅岡先生と一緒に、ドクターの新たな働き方とともに、ドクターならではの旅の楽しみ方を惜しみなくご紹介していきたいと思います。皆さんが、これから行く旅のことを思って、今からワクワクしてくださったら幸いです。

前編

その働き方を決めているのは自分、
意識改革で旅行に行ける

Section 1　旅の効用

A. 開業医梅岡が旅をお勧めするわけ

1. クリニック院長は特殊な経営者

　私は、主宰する開業医コミュニティ・M.A.Fのセミナーで、「開業医も経営者なのですから、経営の勉強も必要です」と、常々言っています。私は、開業医は、忙しいという点では他業種の経営者と同じと思いますが、次の2点において大きく異なるのではないか、と思っています。

　1点目は、仕事の内容です。医師は開業したとたんにプレイングマネージャーとして仕事をするわけですが、**実際はマネージャーとしてよりもプレイヤーとしての役割に重点を置いている開業医が多い**と感じます。クリニック経営はサービス業の一つと思うのですが、診療というサービスを患者さんという顧客に提供しているのだから、当然、その主体は院長が行います。そこで、院長は、プレイヤーとして8割・マネージャーとして2割、もしかすると、プレイヤーとして9割・マネージャーとして1割で働いているのが、現状なのではないかと思っています。これは、事業のマネジメントやプロモーションが仕事のほとんどという一般の経営者の方とは、大きく違う点です。

Section 1　旅の効用 ////////

　2点目は、**経営者となる前の働き方**です。開業する前は、研修医・勤務医として1年365日休みはなし、残業という概念すらないし、呼び出しがあれば、自分のことはそっちのけで急いで病院へ駆けつける、その割に薄給……という環境の下で勤務していた方がほとんどと思います。労働基準法などという法律も関係なければ、有給休暇ということさえ頭の中にはなく、それが当たり前になっていたと思うのです。したがって、一言で言えば世間知らず、言葉は悪いですが、社会人としての常識は乏しい、これが現状です。

　そして、**常識もなければ、経営に関する知識もまったくないまま開業する**ことになります。ですから、実際に開業して人を雇って、初めて労働時間という概念に触れたのは、私だけではないでしょう。この点でも社会人として苦労され、経営のノウハウを学んだうえで事業主となられた一般の経営者の方とは大きく違います。

2. 旅に出る時間が持てないのは医師の習性が原因

　「私がやらなくて誰がする！」と、何から何まで自分で抱えて、朝から晩まで365日骨身を惜しまず働くのが普通になっているのが、医師の習性です。悲しいかなその意識は、開業医、つまり経営者となっても変えられないのが通常です。

　そのような医師が開業してからどうなるか……、未知なるクリニック運営に関する雑務（レセプト、出入りの業者との打ち合わせ・支払い、ホームページの更新、スタッフの給与計算・振り込み、売上入金や両替、助成金申請など）に、昼休みや診療後の時間を費やすことになります。患者数の少ない開業直後はまだいいですが、患者数が伸びてくると自ずとその量も増え、次第に時間に追われて疲弊していきます。本来、**経営者にとって最重要な仕事はマネジメントやプロモーションのはずなのに、そこには手を付けられません**。ということは、身を粉にして働く割には、クリニックは発展しません。常にスタッフ間のト

JCOPY　498-14862

17

前編　その働き方を決めているのは自分、意識改革で旅行に行ける

ラブルや離職という問題にも直面します。雑務だけで手一杯、もしか
したら、経営者としてのマネジメント・プロモーションなどという業
務は頭の隅にもないかもしれません。

　そして、「家族との時間も持ちたくて開業したのに……、こんなはず
じゃなかった」と、疲れた不機嫌な顔をして診察室で患者さんと接す
ることになります。院長の疲れからくるイライラでスタッフには強く
当たり、ピリピリした空気がクリニックを覆います。スタッフは患者
さんを気遣うのではなく、院長のご機嫌を気遣っています。

　これは、ご自身がつくろうと思っていたクリニックですか？　私は、
皆さんに問いたいです。広い心で活力にあふれ、生き生きと診療をし
ている医師に、明るく患者さんを気遣い、慕われているスタッフ……。
地域の皆さんの病気をただ治すだけでなく、**健康と同時に活力をも提
供できる、患者さんに慕われるクリニックを目指して開業したのではな
いですか？**

　院長があまりにもプレイヤーとして働いてばかりいると、クリニッ
クにとっても患者さんにとっても、もちろん、ご自身やご家族にとっ
てもマイナスなのではないかと、私は思っています。**院長が行うマネ
ジメントやプロモーション**として大切なことは、例えば、**スタッフの採
用や教育、日常の業務のマニュアル化や新規事業の計画**など、あるいは、
経営に対する自分の勉強などもそうでしょう。

　患者さんは、病気を治すことはもちろんですが、それプラス安心を
得るためにクリニックに来ることが多いと感じます。体調が思わしく
なく、不安な表情で来院された患者さんが、自身を不調にさせている
病気の正体と治癒までのおおよその過程を知り、漠然とした不安が消
えて少し明るい気持ちで帰途につける……それが町医者にやって来る
多くの患者さんが求めているもの、開業医の仕事です。

　患者さんを不安にさせないで、少しでも明るい気持ちになっていた
だくのに不可欠なのは、医師の的確な診断や治療だけではなく、明る

18

くやさしさを持って接するスタッフです。そして、スタッフの誰でも、いつでも、同質の接遇をするためには、スタッフ教育や業務のマニュアル化が必須です。そして、これらを考え、整えることは、マネージャーである院長にしかできない仕事です。

　皆さんが診療後に追われているクリニックの運営に関するさまざまな雑務は、本来マネージャーである院長の仕事ではありません。スタッフ教育がしっかりできれば、院長の手から離せるプレイヤーの仕事の一つなのです。

3. クリニックを離れてマネジメントの時間をつくる

　私の経験からすると、院長本来の仕事であるはずのマネジメントやプロモーションを考えることは、**プレイヤーとしての自分を引き剝がさないと難しいです**。ですが、クリニック内にいると、プレイヤーの自分が捨てきれないのが実情です。月曜から土曜まで、朝から晩までずっとクリニックにいると、私の考え方の断言で恐縮ですが、マネジメントやプロモーションに関する時間当たりの生産性が落ちると思っています。少なくとも私はそうです。クリニックと自宅の往復の生活では、経営者として最も重要なマネジメントやプロモーションを、診療時間の合間や、診療後とか、せいぜい自宅でとか……。言わば、片手間で片付けることになってしまうのです。

　これは経営者としてはまずいでしょう！？……ということで、私は皆さんに、旅に出て非日常に身を置いて、じっくり考える時間をつくることをお勧めするわけです。旅の効果はリフレッシュだけではありません。経営者となれば、ご自身や家族の生活ばかりでなく、スタッフやスタッフの家族の生活も皆さんの肩に掛かっているのですから、院長本来の仕事であるマネジメントやプロモーションを片手間で片付けていいはずがありません。そこで、**経営者としての仕事に集中するために、旅に出て物理的に自分をクリニックから切り離して、ゆったりと**

前編　その働き方を決めているのは自分、意識改革で旅行に行ける

した時間と空間に身を置いてほしいと思うのです。

　ところが、そこで問題になるのは、そこに医師としての我が出ることが多く、「院長の代わりはいないでしょう！　患者さんを放っておけない」という考えを院長が捨てきれないことです。けれど、冷静に考えてみてください。**今患者さんに提供しているあなたの治療は、あなただけができる何か特別なものですか？　代診のバイトドクターにはできない治療なのでしょうか？**　私は、一般のクリニックであれば、多少の違いこそあれ、どこへ行っても同じ疾患には同じような治療を提供していると思っています。ですから、代診のドクターと治療方針や処方する薬剤のすり合わせさえしておけば、院長が1週間くらいクリニックを空けたとて、クリニックがつぶれることはありません。診療はプレイヤーとしての仕事なのですから……。それよりも、時間をつくってでも、**自分が居なくても回るクリニックの仕組みやスタッフの教育を考える**ことが先だと思うのです。また、**代診を立ててでも経営者として学ぶ場へ出掛ける**ことも重要だと思います。

　学生時代を省みても、他の学部の学生に比べて旅慣れていないのが医学生でしょう。そこで、旅に出るという行為が身近でないのも、開業医が一般の経営者と異なるところかもしれません。だから、あえて私は**「医師こそ旅に出ましょう！」**と声を大にして言いたいのです。最初は学会がらみでいいですから、前後何日か、短くていいので時間をとって一度旅を経験してみてください。**一度やってみるとクリニックを空けるというハードルは、各段に下がります。**

4. プレイヤーを切り離すと可能になること

　私は、皆さんからよく「コミュニケーション能力が高くていいですね」とか、「素晴らしい右腕やスタッフがクリニックに居ていいですね」とか言われていますが、それは、代診を立ててクリニックを離れ

20　　　　　　　　　　　　　　　　　　　　　　JCOPY 498-14862

てじっくりマネジメント業務に取り組んだり、自分が学ぶという先行投資をしたおかげだと思っています。

　一人の人間として、自分の持っているものをフルに活用して、一人の医師としてだけでなく、もっと社会に貢献できることはないか……そう考えている昨今です。私と皆さんの違いは、**院長はクリニックに常駐すべきという既成概念を捨てられたか否か**だと思います。皆さんもご自身の意識改革さえできれば、潜在する能力をフル活用してもっと活躍できる場はあるのではないでしょうか。能力は高い皆さんです。邪魔をしているのはご自身の意識です。**一つのクリニックに縛られているのはもったいない**と思うのです。

　クリニックを飛び出したおかげで、私は梅華会グループ9つのクリニックを総括し、スタッフの福利厚生を考えたうえの企業支援型保育所や、地域の方のために児童発達支援スクールの運営もできるようになりました。医食同源、患者さんには「病気ではない」を目指すのではなく、「健康」を手に入れてほしい……そういった考えから、農業にも目を向けています。ときには旅に出て、非日常の時間と空間を得ることで、自分の考えや取り組みを医師の皆さんと共有する書籍の出版

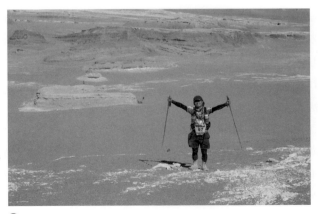

📍 アタカマ砂漠マラソン

前編　その働き方を決めているのは自分、意識改革で旅行に行ける

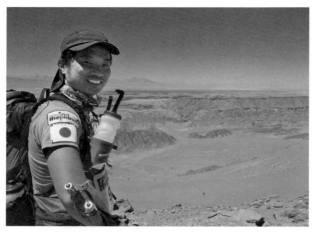

📍 アタカマ砂漠マラソン

も10冊を超えるまでになったのです。私がこうやって本を書いているのは、決してさまざまな活動をしている自分を自慢したいわけではなく、多くの社会貢献をできる能力をお持ちの皆さんにちょっとした気付きを与えられたらいいなぁ……と思っているからです。

　私が医師になった理由は、多くの皆さんと同じように、人のため、ひいては世の中のためになりたいとの想いでしたが、一人の医師ができることは限られています。現在、もっと広い視野で世の中のためになるための行動をしながら毎日を過ごせているのは、まずは、経営者として自分がいなくても回る仕組みをクリニックに構築したことです。それは、自分は完全だとか、完璧でなければならない、といった概念を捨てられたからだと思います。

　さらに、夏季休暇の家族との海外旅行は元より、海外での250kmの砂漠耐久レースに2週間も行ったり、コロナ禍においても海外でのトライアスロンに参加もしているわけで、そこでの経験が、私のコミュニケーション能力を高めたり、視野を広くもしてくれているのだと思います。その留守中に来院された患者数は、私がいるときと変わらなか

った……というより、正直に言えば、多かったこともあるのです。その数字が「院長である私がいなくては」という思い込みはまったくの杞憂だということを現わしているのではないでしょうか。要は、自分自身の思い込みや既成概念を捨てて、チャレンジできるかどうかなのです。

5. 旅のリフレッシュ効果

いろいろ、旅をお勧めする理屈を述べましたが、何より旅のリフレッシュ効果は他に代えがたいものです。一日の終わりにリセットするために好きなクラシック音楽を聴く、あるいは1週間のご褒美に日曜日は気の合った仲間とゴルフを楽しんでリセットする……という独自のリセット法を皆さんもお持ちと思います。それも大切とは思いますが、例えば、クラシック音楽を聴くなら思い切ってオーストリアは音楽の都、ウィーンまで行ってニューイヤーコンサートを堪能する、ゴルフをするなら海外リゾートのゴルフコースでプレーすることを想像してみてください。どうです？　1年分のリセット以上のリフレッシュ効果を得られるように感じませんか？　ワクワクもしませんか？

2週間もクリニックを空けて砂漠耐久マラソンを完走したときの私は、身体の経験したことのない疲労に反して、「さあ、帰ったら頑張るぞ！」というやる気で満ち満ちていました。このときの私は何にもない砂漠に行ったのでインターネット経由の連絡もできない状態でしたが、そんな特別な環境でさえなければ、今は世界中どこへ行ってもインターネット経由で緊急の連絡はできる時代です。クリニックを空けることのハードルはとても低くなっていると感じます。

COVID-19 以来、多くの医師はかつてないほどのストレスを抱えていると感じます。その感染症も第5類に分類され、海外へも楽に移動できるようになりました。私は、もちろん感染対策をしっかりとったうえで、「自分を変える旅行例」で紹介するインドへ、二度目の修行旅

前編　その働き方を決めているのは自分、意識改革で旅行に行ける

行に行ってきました。帰りにはタイ一番の病院に見学もしてきました。
どうです？　皆さんも思い切って旅に出てみませんか！？

B. なぜ医師である私が旅をするのか

1. 移動こそがイノベーションの原動力

　　現代アメリカを代表するビジョナリーであるピーター・ディアマン
ディスは、スティーブン・コトラー（ジャーナリスト）らと著わした
著書『2030年、すべてが加速する世界に備えよ』（News Picks パブリ
ッシング）の中で、**移動こそがイノベーションの原動力である理由を解
説しています**。そこで紹介された「アメリカの移民とイノベーション
の関わりについて」という論文には、移民は新たな事業を生み出す傾
向が2倍強く、彼らが生み出したアメリカの新規雇用は25％と報告さ
れています。日本を見ても、ソフトバンクの孫正義さん、ユニクロの
柳井正さんは、お二人ともアメリカでビジネスを学んだ経験をお持ち
です。

　　つまり、狭い世界に留まらないで、**広い世界を経験すること**が、**柔軟
な発想と行動力、実行力をもたらし、生産性を上げて成功する**というこ
とだと思います。

　　日本の医師の中でも年間移動距離では上位に入ると自負している私
自身も、移動による効果をすごく実感している一人です。同じ場所に
いて思考が固まり、医師としての既成概念から抜けきれない自分を感
じたとき、つまり、発想の転換ができずに問題の解決がうまくできな
いときに、私は迷わず診察室を飛び出して旅に出ます。

　　私は、移動する、言い換えれば、国内外を問わず、知らない街を旅
行すると、日常と異なる景色や風習の中で、人々の行動にハッとする
ことが少なくありません。私がするであろう行動との違いを頻繁に目

にするのです。海外に行った場合は特にそうですが、私が**意識なく当然のこととして行っていたことが、場所が変わると当然ではないこと**を知ります。

　例えば、社会環境のことで言えば、日本ではよほどの田舎に行かない限り、どこに行っても公衆トイレが、しかもほとんど水洗トイレが設置され、トイレットペーパーも備わっています。おしゃれな新しいビルならば、トイレに入ればパッと照明がつき、個室に入ればオートで蓋が開き、用を足せば自然に水が流れる……そんなトイレもたくさんあります。そして、ちょっとした買い物をしようと入ったお店で、トイレを借りようとお願いすれば、快くトイレに案内してもらえます。

　ところが、かつて日本が目指していた欧米でさえ、どこでも気軽に用が足せることは当然ではないし、ホテルではチップを払ってペーパーを受け取る国だってあるのです。私の友人は、ニューヨークのタイムズスクエアで立ち寄った観光客に人気のショップで、トイレを借りようと店員さんに声をかけると、「我慢、我慢」と日本語で言われたそうです。店員さんは日本語ができるわけではなかったそうなので、おそらく、トイレを借りようとする日本人が多いということだと思います。日本に居れば、用を足したいときにはどこでも用を足すことができるのが当然ですが、海外では当然ではないということです。それは、言い方を変えれば、**一つひとつの自分の行動に意味付けをすべき**だということだと思います。

　生活の行動もそうならば、日本人の医師としての私のスタンダードも広い世界のスタンダードとは違うのではないかと思い当たることも、海外旅行ではあるのです。

2. 人間の無意識の行動は想像以上に多い

　人間が一日を生活するうえでは、何かを決定することが5,000回ぐらいあって、そのうちの97%は無意識（意味付けなしに）にしている

と言われています。あるストレスに関する研究では、決定することが一日に 35,000 回というものさえあります。

「まさか、うそでしょ」という声が聞こえてきそうですが、私の場合を例に挙げると、朝起きたらトイレに行き、顔を洗ってから次は服を着替えます。朝起きたとたん、トイレに行くことを決定し、終わったら顔を洗うことを決定し、その後に持っている服（選択肢）の中から一つを選ぶことを決定しています。けれど、これらはすべて意識して行っていることではありません。特別な日でない限り、毎朝、この服を着て、この靴を履いて、いつものルートでクリニックに行くことを、すべて無意識で決定して行動しています。こう考えると 5,000 回とも 35,000 回とも言われている一日の決定数はあながちオーバーな話でもないような気がします。

この本を読まれている皆さんは、当然毎日のように患者さんの診療をしていらっしゃると思います。おそらくは、特別な手術などの場面以外では、毎日同じように無意識にほぼ同じ時間に診察室に入って、患者さんに相対していると思うのです。また、クリニックの運営にまつわるさまざまな業務なども、毎日意識することなく行っている、つまり、**クリニックの診察も運営も特別意識することなしに、一連の流れの中で行っているのが普通の院長**だと私は思うのです。

旅に出て自分の行動の意味付けを意識したとき、私の頭に浮かんだことは、自分はこれからも今までの無意識下の行動を繰り返す生活を一生続けていっていいのか……ということでした。答えは NO。私には、理想の自分像があります。**今のこの行動にどういう意味があるのか、意識をもって毎日を過ごすことが、理想とする自分の姿に近づいていくうえでは大切**、そして近道なのではないか、と思うようになりました。何より無意識の時間がもったいないと思いました。

もちろん、顔を洗ったり、服を着たりすることまで意識しろ、と言っているのではありません。例えば、クリニック運営のことだとすれ

ば、自分の理想のクリニック像を描いたうえで、一つひとつの作業や課題に意味付けをして意識して行動しましょう……ということです。意識して行うことで反省も生まれます。その積み重ねが1年経ち、2年経つうちに大きな差となります。

とはいえ、私も皆さんと同じ開業医。ましてや開業医コミュニティで講演したり、本を書いたり、国内外で行われるトライアスロンに出場したり……やりたいことはいっぱいで、目の前の仕事をこなすことで手一杯の毎日です。いちいち行動の一つひとつに意味付けし、先を見据えて……なんて悠長な暇なんてありません。そこで私は、思い切ってスケジュールを調整して旅に出て、自分の人生のこと、家族のこと、クリニック運営のこと、さまざまな自分の行動の意味をじっくり考え、改善するところは改善を図るというプランを練るための時間をつくることにしました。それが私が旅に出る理由の一つです。

3. 非常時こそ考える時間を

私は、開業さえすれば患者さんが来るというブルーオーシャンな医療業界も、いつか、今の歯科クリニックのように競争の時代が来るのではないか……と、以前より開業医コミュニティM.A.Fで発信したり、本に書いたりしていましたが、私の予想よりはるかに早く、2019年、中国武漢発のCOVID-19の世界的パンデミックにより、アッという間に医科クリニックも呑気な通常の営業ができなくなりました（私は日頃からクリニック経営も医療を提供する一つのサービス業と捉えていますので、ここでは敢えて営業と言わせていただきました）。

当時私の運営する医療法人は、関東のグループクリニックを除けば、耳鼻咽喉科と小児科、COVID-19の影響を受けた診療科のトップTwoです。COVID-19の日本での最初の流行は、スギ花粉症の発症時期と重なりました。例年なら待合室が患者さんで溢れる季節のはずなのにガラガラ、患者数の激減に焦りも感じました。私は、こんなと

きだからこそ、非日常に身を置いて、じっくり考えてみようと思いました。政府の緊急援助対策で活用できるものはないか、私の法人でも補助金を使って行える事業はないか、経費の中で切り詰められるものはないか、なにより、クリニックスタッフの在宅勤務の在り方はどうすべきなのか……思い切って旅に出て、新幹線の車窓から雄大な富士山を眺めながら、ホテルのカフェで一息つきながら、今までしていたこと、今しなければならないこと、これからしなければならないこと……さまざまな課題と現在の行動を意識して見直したのです。おかげ様で、100人以上いるスタッフを一人も解雇することなく、2020年こそ収益は落ちましたが、2021年には前年度比120％と回復傾向に漕ぎつけました。

　私は医学生のときに、阪神淡路大震災を関西圏で経験しているのですが、そういった大災害や感染症の世界的パンデミックといった**想定外の事態が起こったとき、クリニックも多角的に経営していくことも業績を維持する一つの方法**と考えました。私が、耳鼻咽喉科クリニックだけを運営していたとしたら、COVID-19の流行によりかなり窮地に追い込まれたと思います。梅華会の各クリニックの近くに、政府の**企業主導型保育事業の助成金を申請・活用した企業内保育園を開園**したり、コロナ渦で進めた**児童発達支援スクールの開校**など、クリニックだけに固執しないで広く社会貢献といった視点で、地域の人々が求めているものを考えたので、結果として法人全体としての収益をアップすることができたのです。けれど、これも狭い診察室の中にいただけでは考えつきもしなかったことだと思います。もちろん、これは私一人でできたことではなくて、私の思いつきを形にしてくれる経営スタッフがいたからこそなのですが、**医療スタッフだけでなく経営スタッフを雇用**しようと考えたのも学会で県外に出たときのホテルでのことです。

　少し本題からずれるかもしれませんが、経営スタッフの雇用について、そもそもクリニック経営が発展して余裕が出てから経営スタッフ

を置くのか、それとも経営スタッフを先に雇ってクリニック経営の発展を加速させるのか、と考えたとき、私は多少やりくりが大変でも、先に経営スタッフを置いて、**自分のやりたい事業に関するリサーチや準備をしてもらった方が**、より早くクリニックの発展に繋がるのではないかと思っています。

4. この本で紹介したい 『そら& MASA』 の奥の手

　さて、私はこのように旅の効用を強く感じて、無理矢理時間をつくってでも旅をしているのですが、服部そらさんと知り合って、私の旅ははるかにグレードアップしました。例えば、**ホテルの上級会員ステータス**を得たことで、ホテルでは、予約時には**指定していないのにワンランク上の広い部屋**が与えられ、**チェックアウト時間は午後4時まで**延長できるので、整った静かな環境で、これからのことをほぼ一日中、ゆっくり考えられます。毎日忙しく動き回っているのですから、何物にも邪魔されないでゆっくり考え事ができる環境は、私にとって本当に大切です。

　「忙しくてそんなの無理だよ」という声が聞こえてきそうですが、そこをどうするかは、今までお話ししたように既成概念にとらわれずに発想を転換することが必要であり、皆さんにとっての優先順位の話でもあると思います。開業医であり、アスリート、開業医コミュニティを主宰し、本まで書く……こんな私でも旅に出られるのです。ですから、皆さん誰でも、その気になればできるはずです。

　ですが、生きがいは診療、自分の中で優先するのは日々の診療や手術、それ以外は必要ない……と考えている方には、残念ですが、この本を読んでも意味はないかもしれません。皆さんの趣味、例えば、釣りなのか、ドライブなのか、おいしいものを食べることなのか、世界遺産を見て廻ることなのか、世界トップクラスのオーケストラの演奏を聴くことなのか、それは分からないですが、もし、その趣味が忙し

さに追われて十分に満足するほどできていない……と、皆さんの心に少しでも引っかかっているとしたら、私の時間をつくる方法や自分がいなくてもクリニックが回る仕組みも紹介しているこの本は一読する価値があると思っています。

　私が医師として独り立ちした20年以上も前、初任給は15万8,000円、社会保険もなかったし残業代は1円も出ませんでした。その中で私たち駆け出し医師は、365日病院に行って、手術の助手をしたり、診療したり、病棟を廻ったりしていました。そんなときに「旅に出ろ」と言われても、「それは行けませんよ」となりますが、今は違います。世の中の風潮がオーバーワークに敏感になってきて、医師といえども労働基準法に基づいて働くことが推奨され、改善されようとしているわけですから、例え若い医師であっても、学会の前後に休みを取ることや家族との旅に出ることは、決して無理な話ではないと思います。ましてや、自分で働き方が管理できる開業医の皆さんなら尚更です。

　そして、せっかく旅に出るなら、この本で『そら＆MASA』さんが紹介する、同じお金を掛けてワンランクもツーランクも上の旅ができる奥の手を知ってほしいと思っています。

C. 患者は柔軟で活力ある医師を求めている

1. 医療の在り方　今・昔

　医師という職業を考えたとき、私は一般的には**医療という技術で**
サービスを売っている商売と言えると思っています。一昔前であれば、医療に関する知識は医師側が一方的に持っていて、患者さんに診断と治療方針を伝えて自分の信じる医療を提供するというスタイルが普通で、患者さんも医師の指示どおり、外科的治療を受けるなり、内科的に薬を服用するなり、医師に言われるがままに治療を受け入れる時代

だったのではないかと思います。また、「医は仁術なり」とも言われ、医師は一目置かれる一方で、医師のほうも自分の生活はそっちのけで、自分の信じる治療をある意味では一方的に患者さんに提供していた時代なのだと思います。

ところが、Z世代と言われ、子どもの頃からインターネットなしの生活は考えられない世代が活躍するようになってきた現在、医師と患者さんの関係を考えてみるとどうでしょう？

診断技術を見れば、その進歩は目覚ましく、患者数が日本全体で1,000人とか、100人とかいう、本当に稀有な病気も見つかるようになりました。そんな一般的ではない特別な病気でも、Z世代の患者さんは、ご自分の病気に関してネット検索をして、多くの情報を収集できます。ですから、ご自分の病気についての症状や治療、そして予後、はたまた民間療法に至るまで、私たち開業医よりも詳しい患者さんがやってくる場合さえあるのです。つまり、我々**医師が持っている知識を患者さんに伝えれば、患者さんは安心して治療に専念するという時代ではなくなった**ということです。

とはいえ、治療したり投薬したりは我々医師しかできないわけですから、患者さんは当然、クリニックにやって来ます。そこで、患者さんが我々医師に求めているものは何かをしっかり考え直す必要があると思うのです。

先ほど「医は仁術」と言いましたが、仁術の中には、人徳と言いますか、人柄やコミュニケーション能力が含まれると私は思っています。私は「クリニック経営はサービス業」と思っていますから、クリニック運営を順調にすることを考えれば、患者さんを診る、敢えて言うなら接客するうえで、患者さんと信頼関係を築く必要が絶対あると思います。現に、私の経験でも、**患者さんと医師が信頼関係を築く**ことで、患者さんは安心をして診療を受け入れ、納得して気持ちを楽にして自宅に戻られています。そういう患者さんは治療効果が高いとも感じま

2. 患者さんがクリニックに求めるもの

　日本でもトップクラスの医科大学附属病院の医長の経歴を持ち、医療技術は折り紙付き、ですが、態度は常に高圧的で、患者さんが疑問を投げかければムッと表情に出し、治療は患者さんの希望より自身の治療方針を優先するという院長のクリニックよりも、治療に関しては一般的だけれど、気さくで何でも話せる医師のいるクリニックに患者さんはやって来ます。特に我々町医者に求められるのは、卓越した医療技術ではなくて、**安心して何でも相談できる雰囲気**です。治療法について、一方的に押し付けられるよりも、「こんな治療もあるし、あんな治療もある、それについての副反応は……、○○さんの生活はこうだから……」と相談をしながら、さらに患者さんの希望を取り入れて、治療方針を打ち立てることを患者さんは望んでいます。

　私のちょっと年上の友人がこんなことを話していました。

　「先日、長男一家、次男一家、そして私たち老夫婦、総勢 10 人でハワイに行くから、薬をいつもより多くほしい、とかかりつけ医に話したら、『いいなぁ……、僕なんか海外なんてもってのほか、国内旅行だって行けないよ』と言われたの。ドクターは高給取りでいいと思っていたけど、実は大変なのね」。

　友人は笑いながら話していましたが、私は一緒に笑えませんでした。そのとき思ったことは、まだまだ、医師は 365 日、患者さんと向き合わなければならないという古い固定観念から抜け出せない方が多いんだなぁ、ということでした。

　ハワイ旅行の話をする患者さんには、こう言えるようになりたいものです。

　「ハワイいいですね。私が以前行ったとき食べたガーリックシュリンプを是非食べてみてください。お勧めの店は○○です。ハワイのソ

ウルフードで、毎日食べに行く旅行者もいるそうですよ。そういえば、先日、私が行ったインドもなかなか面白かったです。かなりのカルチャーショックでした。病気を早く安定させて、次はインド行きでも計画してください（笑）」。

「インドかぁ……、それは無理かもしれないけれど、一日も早く治して旅行でも計画するか……！」。なかなか治療成績が出なくて、いささか気弱になっている患者さんでも、少し明るい気持ちで、積極的に治療に専念されるようになるのではないでしょうか。

今では旅を皆さんにお勧めしている私ですが、初めて長い休みを取って代診ドクターにクリニックをお任せしたときは、ものすごく不安でした。留守中に何かあったらというよりも、帰国したら患者さんが激減していたらどうしよう……と思っていたのです。

ところが、患者さんが減るどころか、留守中の患者数のほうが多かったくらいです。このとき、私は確信しました。**患者さんは、私の治療を選択して私のクリニックにやって来ているわけではない**ということです。私、梅岡の治療を受けに来ているのではなくて、**クリニックで医師に診てもらうことで安心感を得るためにやって来ている**のです。

昔の人は言いました。「案ずるより産むが易し」。「取り越し苦労」なんて言葉もあります。まったくその通りなのです。皆さんもクリニックを空けることに不安を感じるかもしれませんが、不安を感じるのは最初にクリニックを空けるときだけです。人がめったに行かないような秘境にも出掛ける私の帰国後の話を待っている患者さんが、私のクリニックにはいます。

まずは、2日でも3日でも、あなたのクリニックを誰かに任せてみましょう。

そして、コミュニケーション能力を磨くためにも、皆さんの引き出しを多くつくってほしいと思います。それをもたらす方法が旅なので

す。

3. 多忙さとストレスの関係

　医師ならどなたでもそうだと思うのですが、患者さんを待たせていると申し訳なく思いませんか？　しばしば「大学病院の2時間待ちの3分診察」と揶揄されることがありますが、患者さんには申し訳なく思う一方、医師一人にかかる負荷も大きいわけです。

　以前、台湾やハワイの病院に、視察に行ったことがあるのですが、そこで「日本の医師は1日100人位の患者さんを診ている」と言ったら、「Crazy！」と返ってきました。あちらでは、通常1日30人、午前15人・午後15人くらいで診察しているというのです。Crazyと言われる100人の患者さんを診ていると、3分診療にならざるを得ないし、適切ではないかもしれませんが、患者さんの回転率を考えるみたいなことになってしまいがちです。患者さんに寄り添うところの話ではありません。

　そして、それがずっと続いているのですから、医師側は常に余裕はないし、目の前の事にいっぱいいっぱいになって、無意識にストレスが溜まってくると思います。さらに、日々私たち医師は、マイナスのエネルギーを発散する身体の不調な方、病気の方を診ているわけで、そういう方と接していると、うっかりすると私たち医師がマイナスエネルギーをまともに受けて、ストレスは一層増します。

　本来なら、私たち医師こそプラスのエネルギーで患者さんを抱擁するというか、患者さんに接することがすごく大事なのだと思います。そこで、プラスの気、プラスのエネルギーを分け与えられる人になるためには、自分がストレスを溜め込んではいけない、というのが私の持論です。

　診療に追われてストレスを溜め込む一方で、現在の情報社会は、個

Section 1 旅の効用

人では処理できないほどの情報が溢れています。幼い頃から、処理能力が高いと言われてきたであろう我々医師にも、やはりその能力には限界があるのですから、**ちまたに溢れる情報を全部解しようとすると無理**があります。すると、場合によっては消化不良、場合によっては認識違いをすることになります。

昨今、よく言われる言葉に「ダイバーシティ」や「多様性」がありますが、多様性のある社会では、いろいろな考えがあって、いろいろな想いもあるのですから、人と人との考えにずれが生じることもあります。コミュニケーションをとっているつもりでも、**認識のずれが生じてしまうことが絶対ある**と思うのです。そして、そのことは、私たち現代人にストレスをもたらします。診療に追われることによるストレスに、慣れない雑務によるストレス、それに人間関係のストレスが加わります。私が言うまでもなく、現代の病気のほとんどが、ストレスが絡んで発症していると言われています。これは、我々医師も例外ではありません。

そういうときこそ大切なのが、**医師こそストレスの軽減を図る方法を身に付ける**ことだと考えます。ストレスを軽減する一つの方法として、**医師は医師にしかできない業務に専念する**ことが挙げられます。クリニックでの一連の業務は切り分けることができます。どうしても医師にしかできない、例えば、診断を付けたり、薬の処方や手術などの医療行為に医師は専念して、介助は看護師さん、カルテの記載は医師の指導の元でクラークが行う、出入りの業者さんとのやり取りは事務方が行う……というように、クリニック内の業務を切り分けて、医師の負担を減らすことが重要なのではないかと思うのです。これは、結果として、**患者さんの待ち時間を減らす**ことにも繋がります。医療を提供する側もされる側も、**お互いが少しでもストレスを減らす**ことで、気分いい会話が成立します。気分いい会話をすると、患者さんの気持ちも楽になって、**病気の回復も早くなる**と思うのです。

前編　その働き方を決めているのは自分、意識改革で旅行に行ける

　我々は、元気を与える側なのですから、元気を与える側として、少しでも自分のストレスを減らす対策を考える必要があるのではないでしょうか。

4. 医師こそエネルギーを与える側に

　一方で、皆さん、どうでしょうか？　毎日、診療が終わったら気が抜けるというか、診療が終わったとたんに、どっと疲れが出てしまう方は意外と多いのではないですか？　私も、朝、フルパワーで診察室へ入っても、次々にやって来られる元気のない患者さんと接していると、自分自身の気を奪われてしまって、診療が終わったとたんに、笑顔が消えて不機嫌になる自分がいるのを感じます。診療をしながら、精一杯、自分の気（元気や活気）を患者さんに与えて続けて一日の診療を終え、家に帰って食事、入浴、睡眠で気を充足して翌朝を迎える……「医師の毎日は、ほぼその繰り返しかなぁ」なんて思ったりもします。

　昔から「**病は気から**」と言われています。体調が悪いことを「病気」と言って「病肉」とは言いません。つまり、多くの場合、体調が思わしくないのは、肉体がむしばまれているのではなくて、実際は「気」がむしばまれていることも少なくないと思うのです。特に大病院ではなくて、市中のクリニックにやってくる患者さんは、肉体というよりも、何かが原因で気が削がれて、**いつもの元気がなくなってやって来る**ことが多いのではないでしょうか。

　もちろん、私たち医師に求められていることの一番は、しっかりとした見立て、正確な診断をすることです。ですが、患者さんは何も正確な診断だけを求めて、街のクリニックにやってくるのではないと感じます。そもそも、「先生、風邪ひいちゃった。のどが痛くて頭痛もひどいから、ネブライザーかけて薬を出してください」と、自分で見立てて、病名を付けて、治療も指定してくる患者さんだっています。「何

36

の病気か診断するのは私、医師の仕事なんですが……」と内心思ったりもします。

　つまり、なんだか調子が悪いけれど、何が原因か分からないから答えを求めて、クリニックにやって来るというより、医師に診てもらって「たいしたことないですよ。この薬を飲んで安静にしていれば2〜3日で治りますよ」と安心感を得るための裏付けにやって来ることが多いのだと思います。医師は、早く治ると嘘をついてはもちろんダメですが、自分を信じてやってきた患者さんには、**安心感を与えることがとにかく重要**だと思います。

　そこで、私は、病気に罹った患者さんには、活力ある自分の「気」を少しでも多くお裾分けしようとするわけですが、とはいえ、自分一人が持っている「気」はたかが知れたもの、無限大ではありません。ですから、私のクリニックでは、**医師のみならず、コメディカルも含めてスタッフ全員に、患者さんに元気を与える**ことに協力してもらっています。最低でも、明るく患者さんに挨拶し、優しい声掛けをしてもらっています。

　私の独りよがりでしょうか？　患者さんに元気を分けるという気持ちで接していると、患者さんの治りが早いと感じるのです。同じ薬でも、日々の生活に疲れた医師が暗い顔で処方するのと、活力ある医師が一日も早く良くなっていただこうと気持ちを込めて処方し、スタッフが明るい声掛けをするのでは、本当に治り方が違うんですよ。特に私の専門は耳鼻咽喉科、根気のいる治療が必要で、通院が長くなる患者さんが多いです、そして、途中で治療を止めてしまうと元の木阿弥どころか、次の治療は一層困難になってしまいます。ですから、治療の継続のためには、なおさらクリニックに来ることで、少しでも気が楽になって、プラスの気持ちで帰っていただくことが重要になってきます。

　そこで、スタッフもそうですが、医師である自分自身のエネルギー

チャージが欠かせないのです．私のエネルギーチャージの一つの方法が旅行です．もちろん，エネルギーチャージには，家族と過ごしたり，仲間と飲み会をしたり，おいしいご飯を食べたり，好きな音楽を聴いたり……などなど，いろいろ方法はあるし，個人個人で違うとは思います．そして，そのいろいろある中でも旅行というのは，どうしても大きな時間の塊を取らなくてはならないので，多忙な私たち医師は，もしかしたら優先順位を後回しにしてきたかもしれません．ですが，私の体験は，上手な旅をして得られるリフレッシュ効果は絶大だと物語っていますので，皆さんに後回しにしてきた旅行の優先順位を少しでも上げようと思ってもらえるような提案をしたいなと思って，この本を書いています．

旅行によって回復される「気」は，すごく大きいと自分の体験が語っているだけでなく，さらに，**自分の使命感や人生にそのものに対しても，責任をもってドライブしていこうとする力**も働きます．社会に対する影響力の大きい皆さんなのですから，時間をつくってでも旅に出ることを実践して，その感激を体感してほしいと切に願っています．

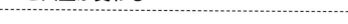

D. ワーク・ライフ・インテグレーションすると人生が変わる

1. 自分の人生を楽しんでいますか？

時の安倍晋三内閣により，「働き方改革を推進するための関係法律の整備に関する法律」が公布されたのは 2018 年，これを書いている今から約 5 年前です．その頃盛んに使われていたのは「ワーク・ライフ・バランス」という言葉で，政府広報オンラインの定義によると，「働くすべての方々が，仕事と，育児や介護・趣味や学習・休養・地域活動といった仕事以外の生活との調和をとり，その両方を充実させる働き

方・生き方のこと」とされています。仕事と私生活のバランスをうまく取ると、仕事がうまくいけば私生活でも心のゆとりを持つことができるし、私生活が充実すると仕事のパフォーマンスも上がるという考えです。

つまり、ワーク・ライフ・バランスは、あくまで、仕事とプライベートと切り分けて考えていて、両者は相反するものだから、楽しい人生を送るためには、バランスを取る（調整する）必要があるということです。言い換えれば「量的なバランスをとって働きましょう」ということでしょうか。

しかし、私は、「これはちょっと違うな？」と思っていて、人間として**幸福感を得るためには、仕事もプライベートも両方楽しくなくてはな**らないのではないかと思うのです。仕事も充実して楽しいし、プライベートも充実して楽しい……これが私の目指す人生です。

しかし、おそらく日本人の9割の方が、仕事とプライベートを切り分けて考えていて、そしてその9割の方が、仕事に対して好感触を持てず、楽しくないと捉えているのではないかと思うのです。日曜日の夕方になると憂鬱になってしまう「サザエさん症候群」という名称が存在するくらい、月曜日がやって来て、仕事に行くのが嫌な人が多いのだと思います。

COVID-19蔓延による在宅勤務を経験したことからなのでしょうか、最近では、欧米に端を発して、「FIRE（Financial Independence（経済的自立）& Retire Early（早期退職））」が流行しているそうで、生活資金のためという理由で65歳や70歳の定年退職まで今の仕事に縛られないで、例えば投資など、これからの生活費をある程度確保できるような仕組みを若いうちから構築したうえで、早期退職することを目指している人が出てきているのだそうです。それを聞くにつけ、多くの人にとって、仕事はあくまで労働の対価として報酬を得るためだけのものであって、自分の人生を豊かにするものではないと感じてい

るに違いないと思うのです。

　一方で、そもそも医師は、自分がやりたい仕事、やりがいのある仕事として医師業を選択している方が多いと思います。自分の一生の仕事として選択した職業に就いているのですから、大病院の勤務医でさえ、他業種の大きな組織の中で、望むと望まないとにかかわらず、命令されるままに一つの駒として働いている方々から見れば、とても恵まれている環境にいると思います。

　しかし、仕事にやりがいは感じていても、大病院の勤務医をしていて、年中無休に近いことに疲れたり、家族と過ごす時間を大切にしたい、もっと自分の時間を持って豊かな人生を送りたい……との思いから、開業を志された方も少なくないと思います。開業すれば、自分の趣味や家族との時間を持てる……と、オープンが近付くとワクワクしていた日もあったことでしょう。ところが、いざ**開業してみると、診療すること以外の、しかも未経験の不慣れな雑務のなんと多いこと**……。勤務医時代は事務方がやってくれていた雑務まで行わなければなりません。常にクリニックに縛られて、常に時間に追われてしまい、「こんなはずではなかった！」いつの間にか、医師業がしたくない仕事に感じてしまったりしていませんか？　気持ちも時間も仕事に縛られてしまうなんて、一度きりしかない人生において、なんと大きなマイナスなのでしょう。

2. ワーク・ライフ・インテグレーションにシフトする

　ワーク・ライフ・インテグレーションとは、**仕事とプライベートを融合して、個人の生活を充実させる取り組み**のことです。ワーク・ライフ・バランスが仕事とプライベートを切り離して考えていたのに対し、ワーク・ライフ・インテグレーションでは、仕事と私生活を融合して捉えます。一見、家庭生活が仕事に侵食されるように感じるかもしれませんが、私は、仕事も私生活の一部と考えることだと理解していま

す。あえて双方の線引きをなくすことで「家庭が楽しければ仕事も楽しい」「仕事が充実すれば家庭も充実する」という相乗効果を得られるのだと思います。

　ワーク・ライフ・インテグレーションは、大きな組織で働いている方には、そう簡単にできることではないと思います。ですが、幸いなことに我々開業医は、私がそうだったように、自分の固定観念を捨てさえすれば、実現できることです。

　実は、私は今、ランニングの真っ最中です。**ランニングしながらこの本の原稿を録音**しているのです。こうやって本を書いて、医師の皆さんに自分のメッセージを伝えるのも、今では仕事の一部になっているのですが、そのための時間を取らないで、趣味のトレイルランニングの大会に参加するためのトレーニングとして走っている最中に、録音しています。これも一つのワーク・ライフ・インテグレーションだと思っています。

　概念として「ワーク・ライフ・インテグレーションのためには」と考えるととても難しいことのように感じますが、もっとずっと身近なことから始めればいいのです。ランニング中に執筆活動、これは何もワーク・ライフ・インテグレーションを意識して行っているのではなく、限られた時間を有効に使おうとすると、必然としてランニング中に原稿を録音することになった、というだけです。他人から見たら、「まあ、お忙しいことで」ということになるのでしょうが、自分にとっては全然大変なことではなくて、ランニングも執筆も、自分がワクワクすることなので、充実感たっぷりで、そのことを満喫しているわけです。

　これは仕事だから、これはプライベートだからと分ける考えを捨てたことで、**人生に対しての情熱と仕事に対しての情熱**、その２つの情熱が掛け合わさって、より**充実した豊かな生活**が送れているようになったのだと感じます。そして、課題は次々見つかるけれど、自分には、仕

事に対してのストレスがありません。ですから、早く引退して余生を楽しみたいというような気持ちも全然ありません。社会のために私はどんなことができるだろう……とアンテナを張ることで、毎日、ワクワクして楽しいのです。

そして、これもまたワクワクする旅行のためのまとまった時間を確保しなければならないので、日常はワーク・ライフ・インテグレートして少しでも時間の無駄を省くことを心がけています。旅行は、家族と一緒のこともあれば、海外のマラソン参加が目的のこともあれば、スタッフ管理に活きる自分自身のアンガーマネジメントための瞑想修行のこともあります。例えば、家族との旅行は、当然プライベートなことです。ですが、海外リゾート地のハイクラスホテルのプールで泳ぐ子どもたちを横目に、プールサイドで南国の太陽をいっぱいに浴びながら、クリニックの中長期計画を考えたり、次の講演の資料を作ったりしています。クリニックという狭い空間では湧きあがらない、事業に対する斬新な発想が浮かんでくるのも、こんな時間を過ごしているときです。皆さんの中には、毎日のジョギングやウォーキングを日課にしていらっしゃる方も少なくないと思います。毎日のコースの中で、季節の移ろいを感じながら、日々の課題の解決のヒントがパアーっと降りてくることないですか？　人は抱えている問題や課題は、意識をしていなくても常に頭の中にあって、まったく関係ない時間や空間で解決の道がパッと閃くことがあります。**旅行先でののんびりした時間や空間は、リラックス効果があるだけでなく、私の閃きの源でもあ**ります。

特に、何か課題にぶつかって行き詰ったときは、たとえ年間のスケジュールに入れてなくても、フラッと旅に出て環境を変えることを心がけている私です。

3. 医師にとっての仕事とプライベートのインテグレート

　私が、なぜ、医師の皆さんにワーク・ライフ・インテグレーションを考えていただきたいと思っているかと言えば、まず、昔の赤ひげ先生のように、昼夜問わず患者さんの要望があれば診療していたという働き方は、現在にフィットしているとは思えないということがあります。これから、Z世代と呼ばれる若い医師が活躍する時代となればなおさらでしょう。また、今までの自分を考えたとき、自分が英気を養って、頭脳は鋭敏に、肉体は頑強な状態でいてこそ、患者さんに最大の貢献ができたと感じているからでもあります。つまり、充実したプライベートの時間を持つことも、実は回り回って最終的には仕事の質の向上にも繋がっていると考えます。

　自分を省みて、どう仕事とプライベートをインテグレートしているのかをお話しすると、仕事と趣味をゴッチャにするではないですが、プライベートで家族と過ごしたり、趣味に興じたりしている時間でも、臨床に対する勉強や法人経営のことが頭の中には常にあって、何らかの閃きを得たり、知識や考えをアップデートしています。逆に、診療時間の合間にも、現在の時事問題の情報を集めたり、学会誌を読んで最近の臨床関係のトピックを読んだり、あるいは、次の家族旅行はどこにしようか情報を仕入れたりもしてもいます。

　仕事とプライベートをインテグレートするというと、なにか難しいことのように思われるでしょうが、実はすごく身近で、皆さんも当たり前になさっていることなのです。

　ただし、私特有と思うのは、私の場合、学会が開かれる地方に家族同伴で行くこともあるということです。家族には、私が学会で講義を受けている時間は、街中を散策するのでも、近くの観光スポットに行くのでも、好きに過ごしてもらって、夜は一緒にご当地名物の夕食を食して、子どもに今日の出来事を聞いたりして、その土地土地を堪能し、家族共通の思い出づくりをしています。家族で共通の思い出をつ

くることは、子どもにとっても、自分の老後を考えても幸せなことだと思うのです。

つまり、私にとってのワーク・ライフ・インテグレートは、誰にも平等に与えられている、**限られた1日24時間という時間の中で、この時間は仕事、この時間はプライベートと切り分けしないで、合間を見ながらうまくやる**ということです。

そして、その目的は、自分の心身の健康を保つと同時に、未来を先読みして、本当に自分のやりたいことを優先するためです。今、仮に自分の人生の優先順位3番目、4番目のことをやっているとしたら、裏を返せば、人生にとって1番目や2番目に大切なことを軽んじ、放棄していることに他なりません。ですから、私は、**自分が本当にやりたいこと、成し遂げたいこと、優先順位1番は何かを、その都度、その都度、常に考えて**行動しています。

4. 大切なのは優先順位とワクワク感

さらにとても大切なことがあります。それは、その時その時の**優先順位1番のことを「ワクワクしながらする」**ということです。

次のような場面を想像してみてください。家族で温泉旅行に行くとします。そして、自家用車を運転して目的地へ行く途中、道路が渋滞していました。道がすごく混んでいて、自分が苛々し、子どもたちとの会話もうわの空でストレスいっぱいで、そこへ向かっていました。家族と過ごしているその時間、その瞬間を楽しめていなかったとしたら、その旅行は、いったい何のために行ったのでしょう。本当は家族の絆を深めるためとか、子どもたちとの会話を楽しむためとか、子どもたちのことをもっと知るためとか、そういう目的だったはずです。目の前の混んでいるという事実にとらわれてしまって、その時間を楽しみ、一番効果的なものにできなかったとしたら、もしかしたら、その旅の思い出は「交通渋滞したこと」になってしまうのではないでし

ようか。それは、自分にとってだけでなく、子どもたちにとってももったいない話です。せっかくの家族旅行が悲しいではありませんか。私は、渋滞に巻き込まれることさえも楽しめる、心の余裕が持てるようになりたいと常に思っています。

この本の後半で、『そら＆MASA』さんが詳しくお話ししてくれますが、あるクレジットカードを日頃の支払いに使うことで、あまり予算を掛けずにハイクラスのホテルに泊まることが可能になります。ポイントがあったら、学会に家族を連れて行ったり、ちょっと時間ができたからと近場の温泉に家族旅行したり、ちょっとお散歩がてらに近くのホテルで会食したり……そういうことも、気軽にできるようになります。すると、目の前の仕事に汲々としている自分より、人生の幅が広がって、自分自身の器も広がっていくように感じます。

この本を書いている今も、頭の片隅でそんなことを考えて、ワクワクしています。

E. 人間にとって幸せとは：医師のキャリアパス

キャリアパスとは、経営学用語の一つで、企業に勤める社員が、ある職位に就くまでに辿ることとなる経験や順序のことです。社員の視点から言えば、将来自分が目指す職種や職位を踏まえた上で、どのような形で経験を積んでいくかの順序や計画を指します。私は、**医師はキャリアパスがイメージしにくい職業**の一つだと思っています。もちろん、医師を目指すときや医師として独り立ちしたときに、超一流の臨床医になるとか、高度な技術を身に付けて多くの患者さんを救うとか、難病の原因や治療法を研究したいとかいうような想いは、どなたも強くお持ちであったと思いますが、そこから一歩踏み込んで、これからどういう勉強をして、どういう経験を積んで、例えば、大学の教

授になるとか、どこかの病院の医長や部長になるとか、開業医になるとか、皆さん、そこまではなかなか考えていなかったのではないかと思います。

　ですから、多くの場合で医師は、医局の教授に他の病院への異動を命じられたり、海外の大学で研鑽を積むことを命じられたり、自分の意志が及ばないところで医師として経験を積み、自分の人生さえも影響されていきます。例えば、アメリカの大学で最先端の高度な医療技術を学ぶ機会が得られたとしても、そこで学びたいという想いから自力で探してアメリカに渡ったというよりも、むしろ教授に勧められて、結果そうなって粛々とこなしているという医師が多いのではないかと思うのです。

　私自身のことを省みても、医師免許を手にしたときには、そもそもキャリアパスという概念すらなかったし、その後も自分のキャリアなんて考えることもなく、一応意向を聞かれはしましたが、命じられるままに地方の病院に異動もし、初めて自分自身で医師である自分の進路を決定したのは、開業を志したときでした。

　そんな私が、キャリアパスという概念を本気で考えたのは、開業して少ししてから、新卒スタッフを採用し始めてからです。採用を決めるときに、相手にキャリアパスを明確に示しておかないと、入職を希望する人が、私のクリニックで働きながら歳を重ねていく自分をイメージしづらく、ミスマッチと言いますか、長く勤めてくれないということが分かりました。こちらが求めている人材と、向こうが求めている働き方がずれるので、お互いに「こんなはずじゃなかった」と、せっかく採用し、スタッフ教育もしていたのに、結局辞められてしまうことが頻発しました。そこで、あなたが働いたら5年後はこうなりますよ、10年後はこうなりますよ……というキャリアパスを示して募集するようにしました。すると、相手の中に働く自分の姿のイメージが湧くのでミスマッチが減り、多少厳しいことがあってもモチベーショ

ンが持続して、長く勤めてくれるようになりました。

　このことからも、医師であっても、将来の自分をイメージをすることは、すごく大事じゃないかと思います。医師のキャリアパスを考える上で大事なのは、自分が将来どういう道を進んでどういう医師になりたいのか、あるいはどういうポジションでどういう活躍がしたいのか……と考えることです。もちろん、日々、臨床に時間を割かれている中ではすぐに思いつかないし、考えたからと言って、パッと浮かび出るものでもありません。自分の中の内面を、現場から離れてじっくり深堀りして、時間を掛けて探していく必要があるのではないかと思います。

　そして、何より**大事なのは、どういう答えが出たかというよりも、深く考えて探し当てるという行為**そのものです。そして、自分の人生の中で、得たいこと、やりたいことは、常に変動するわけですから、常に考えていく必要もあるわけです。特に医師は、研究医になりたい人、大学の教授になりたい人、開業したい人、臨床医として技術を磨くことを追求したい人、私のようにクリニックという形にとらわれずに、広く地域の皆さんに貢献したい人……選択の道はさまざまで、努力すれば実現できる力のある集団だと思っています。だから、皆さんにも、**時には旅に出て、自分のキャリアパスを考える時間**をつくってみてほしいとも思っています。

　自分が人生の最期を迎える日、「幸せな人生だったな」と思えるよう、何事にも全力投球、人生を大いに楽しむ……私の望みです。

Section 2　旅の時間をつくり出す方法

A. 経営者でもある開業医は自分の時間をつくれる

1. 院長には人を雇う裁量権がある

　勤務医は、当然ですが、属する組織の中で自分に与えられた仕事を行います。その仕事が本当に自分がすべき仕事なのかを考えることもできませんし、それどころか本分である診療行為でさえ、カンファレンスを通して、組織の治療方針に沿って行います。そして、医師であるが故に、患者さんが第一、自分の都合はそっちのけで、言い換えれば自分の都合のことなんて考えることさえなく、必要とあらばウイークエンドでも夜間でも、黙々と仕事をする日々を過ごしているのではないでしょうか。2024年4月からは勤務医の働き方が見直され、残業時間に制限がかかるようになりました。それにより、自分の時間も少しは持てるようになったのかもしれませんが、仕事の内容は自分で選べない、それが勤務医です。

　ところが、開業して院長、経営者の立場となったら組織のトップです。クリニックの中のさまざまな業務を、自分にとって必要な仕事、言い換えれば**自分にしかできない仕事とそうでない仕事に振り分けること**ができるのです。ということは、他の人、スタッフでもできる仕事

はスタッフに任せることができます。つまり、**自分の都合を優先できる**ということです。

　では、クリニックという組織の業務の中で自分にしかできない仕事は何か……考えてみてください。まっ先に「診察」を思い浮かべた方が多いのではないかと察します。けれど、診察という医療行為でさえ、世に神の手と言われるような特別な技術を持つ医師でない限り、ドクターを雇えば、自分の身から引き離せます。ましてや、現在はインターネットが繋がれば、どこにいても容易に、雇用したドクターや臨時に雇った代診ドクター、またスタッフにもメッセージを発信できる時代、はたまた、COVID-19 を通して、オンライン診療だって認められるようになったのです。**極端に言えば、365 日、1 日もクリニックに顔を出さなくてもクリニックの運営はできる**ことになります。もちろん、診察を通して患者さんが元気になる姿を見ることに生きがいを感じる、といったご自身の気持ちのことは考慮に入れていませんが……。

　それを踏まえて、どの仕事を人に任せ、どの仕事を院長自らが行うかと考えてみてください。経営者として院長自身しかできないことは、**クリニックという組織の利益・収益の最大化を図って、自分の家族だけでなく、スタッフとスタッフの家族の生活を守る**ことで、これは経営者として最も大切な仕事なのです。

　世の中を見渡してみると、収益の最大化を考えている経営者は、有能な人を多く雇うという選択をする人もいれば、できるだけ人を雇わないという選択をする人もいます。そして、クリニック経営という特殊な事業を考えれば、経費の中で占める割合が大きいのが人件費ですから、短期的に見れば、クリニックは人を雇わないほうが収益の最大化が図れると考える院長が多いのは当然です。

　しかし、私の経験ですが、面白いことに、中長期的には、5 年・10 年と歳月が流れていくと、**人を採用して得られた院長自身の時間を充実させることが、良い事業結果を生む**という事実があります。自分の時間

前編　その働き方を決めているのは自分、意識改革で旅行に行ける

を楽しむことや中長期的な目標を設定することなどそっちのけで、クリニックの業務の何から何まで自分でやっていると、疲弊して心の余裕がなくなってしまいます。すると、知らず知らずにスタッフに当たってしまったり、患者さんに相対したときに、患者さんをもマイナスのオーラに巻き込んでしまいかねません。診察をするのは週2日でも、診察室を離れた時間で、少しでも患者さんの待ち時間を短くするオペレーションを考えたり、患者さんの立場に立って接することができるスタッフを育てる仕組みを考えたりするほうが、5年後、10年後の来院者数は伸びるという事実があるのです。もちろん、やみくもにどんどん人を雇えばいいというわけではありません。その辺りのさじ加減を考えるのが経営者としての腕の見せ所ですし、経営者としての醍醐味です。

　そう考えると、勤務医だったときは持っていなかった人を雇うという裁量権を、開業医になった瞬間に持てるわけですから、皆さんにも、1クリニックの院長に留まっていないで、将来のクリニックや自分の人生を見据えて、もっと大きなことにチャレンジしてほしいと思っています。チャレンジしなくてはもったいないと思うのです。

　何も、診察に熱心な開業医が悪いと言っているわけではありません。医師という能力が高い集団には無限の可能性があって、無限のチャンスがあるのに、他の人に任せられる仕事まで院長自身がやっていることで、言い方は悪くて申し訳ないですが、傍目にもくすぶっているのを私はたくさん見てきました。ですから、私は、今の生活に少しでも疑問を感じていらっしゃるのなら、「皆さんも何かにチャレンジしてください」と申し上げたいのです。

2. その仕事は本当にあなただけにしかできない仕事ですか?

　クリニックの利益の最大化を中長期的に考える意味でも、先生ご自身が本当にその仕事をやるべきなのか、すべて考え直したほうがいい

Section 2　旅の時間をつくり出す方法

と申し上げましたが、私が**スタッフへの権限委譲**という考えにたどり着いた経緯をお話ししたいと思います。私の場合は、実は、利益の最大化を図ることがまず頭にあったのではなくて、いかにして自分の人生を楽しむか、いかにして自分の仕事を楽しむかと考えた結果、仕事の多くを手放すことになったのです。私には、自分にとってやりたい仕事とやりたくない仕事があって、やりたくない仕事は疲れるばかりでイヤでイヤでたまりません。そこでお金を払ってでも誰かにやってほしいと思って、スタッフに権限移譲し始めたのが始まりです。言わば自分のわがままです。ですが、幸いなことに良い事業結果が付いてきた……というわけなのです。

　一つの仕事を権限委譲して良い結果が出ると、もう一つ権限移譲する、そこでも良い結果が得られるとまた権限委譲する……そうして得られた時間で、自分の趣味もそうですが、さまざまな事業にチャレンジできるようになりました。私には、常にワクワク感があることがしたいという強い欲求があります。そして、常にワクワクして行動していると毎日が充実して楽しいです。皆さんにもマンネリではなくて、ワクワクすることを仕事でもプライベートでもやってほしいと思っているのです。また、**権限移譲はスタッフのモチベーションアップに繋が**ります。多少大変なことがあってもこのクリニックで頑張るというスタッフのやりがいにも繋がったことで、スタッフの早期離職問題の解決策の一つにもなりました。

　開業して16年、年齢も50歳を超えました。人生100年時代の折り返し地点に来た今、自分は残りの人生を何に掛けようか、何に使おうか、どうしようか……と考えると、やはり、ワクワクすることに時間を使いたいのです。開業医は、組織のトップ、自分の意識改革さえできればワクワクすることだけできる少ない職種の一つです。そのための鍵は、**スタッフとの信頼関係の構築と教育**だと考えます。

JCOPY 498-14862

B. 院長がいなくても大丈夫な体制をつくる

1. 時間をうまく使っていると自負する梅岡がやっていること

　自分で申し上げるのも何なのですが、私は数多い医師の中でも時間をうまく使っているほうだと自負しています。

　あるドクターと話しているときに、「先生は公私にわたっていろいろやっているけれど、どう時間を使っているの？」と質問されたことがありました。常に時間に追われている医師は、時間に追われるのが好きだからそうしているのではなくて、多くの場合、本当はゆとりある生活を求めているのだけれど、現実的にできないだけだと感じました。そこで、そのときに、お話ししたことを少し紹介したいと思います。

　一言で言えば、仕事でもプライベートでも、私がやりたいことをたくさんするのに欠かせないことは、クリニックの運営を何から何まで院長の考えでトップダウンで行うのではなくて、**スタッフ一人ひとりが自分で考えながら、チームをつくって組織として行えるようにする**ことです。つまり、チームづくりが肝心ということです。どんな組織であっても、上司も部下も同じ人間なので、得意不得意があります。そこで、適材適所に役割を決めて、それぞれがそれぞれの持ち場で、今やるべきことは何かを考えて行動できるようにすることが大切です。これは、クリニックでも大病院でも同様だと考えます。

　例えば、大病院だったとしたら、難しい症例の治療には経験豊富な医長や副医長が当たるとか、研修医や新人医師の指導には中堅医師が当たるとか、あるいは、患者さんの家族に対して病状を説明するのは担当医が行うとか、一定のルールの下に役割を決めて、24時間体制でチーム医療を提供していると思います。ですから、チームの中で、自分が何をしているか、何が必要なのかを考えながら、自分の判断で行

動し、一方で、はやく自分が先輩のような仕事をできるようになりたいという目標を持って、毎日を過ごしていけると思います。

　ところが、クリニックだったらどうでしょう？　院長は、自分が一番、自分はスタッフより能力があると決め込んで、スタッフに任せられずに何から何まで背負いこんだりしていないでしょうか？

　私は、ある研修に参加して、すごく印象に残った講義を受けたことがあります。その講義で「**自分の理想とする1週間を書く**」という機会を得ました。何の制限もなく理想の1週間を過ごせるとしたらどんなふうに過ごしたいのかを、スケジュールに書き込むのです。好きなことができる理想の1週間のスケジュールを自分自身で考えてみたら、真っ先に「1週間ボーっと南国のリゾート地で過ごすこともありだな」と思いました。今思えば、それは、いかにそのときの自分が時間に追われていたかの表れだった……と思います。ですが、もう少し考えを進めると、「ずっと1週間、いくら南国のリゾート地にいるとしても、ずーっとプールサイドのデッキチェアに横になってボーっとしているのは、2～3日もするとつまらなくなるだろうな」という思いが浮かびました。そして、最終的には、自分がなりたい姿を想像してから、そうなるために必要なことをする時間にその1週間を当てることにしました。理想と現実のギャップをどうしたら埋められるかを考えて、例えば、海外で開かれる世界的に有名な講師による経営のセミナーに参加するというように、自分に欠けているものを補うための努力の時間をスケジュールに書き込んだのです。

　そして、**理想と現実のギャップを埋めるのに必要なこと**を考えているなかで、自分自身の知識や能力のことだけでなく、クリニック自体もチームをつくって運営する必要があることに気づきました。人間は欲張りですから、仕事オンリーではなく自分らしく生きることを優先させたいと思っても、やはり、事業でも成果を上げたいものです。**自分の理想を追いつつ事業の成果を上げるには、到底一人ではできません。**

そこで、クリニックの理念に共鳴してくれるであろうスタッフを採用して、なおかつ自分で考えて行動できるスタッフになる教育を行うことで、自分が理想の1週間を送れる環境がつくれるという結論に至ったのです。

今、私が医師として患者さんに接する以外に、いろいろな仕事をしているのは、自分にしかできない仕事だけを追っているからです。たくさんあるクリニックの業務のなかで、自分の仕事とは違うなと思う仕事は、どんどん部下に回しています。

最初に権限移譲をしたとき、私の予想をはるかに上回る結果を出してくれたスタッフがいました。どのクリニックにも、雑務なら院長よりずっとうまく効率的にこなしてくれるスタッフが必ずいます。**なんでも自分が一番という考えは、今の私にはまったくありませんし、そう考えている方がいらっしゃるなら、是非、改めてほしいと思います。**

そして、ある仕事をスタッフに任せた場合に大切なことは、**一旦スタッフに任せたら、自分はこまごまタッチしない**ことです。スタッフに任せたはずなのに、あれこれ口出しをすると、スタッフのモチベーションはダダ下がりです。そればかりか、委任した仕事に口を出すと、スタッフから「これでいいのですか？」「こうしていいですか？」と常に聞かれることになります。これでは、仕事を自分から手放したことにならないのです。これも私の反省からなのですが、**マイクロマネジメントをしないこと、**これは肝心です。

もう一つ、**物事をシンプルにする＝難しくしない**ことも大切です。こんな言葉があります。「子どもは難しい話を簡単に話し、大人は簡単な話を難しく話す」。本当にそう思います。例えば、医学雑誌に掲載されている論文を見たら、本当に難しく書いてあります。すごく難しく書いてあるのですが、時間を掛けて咀嚼し、言いたいことを突き詰めていくと、「な〜んだ。大したこと書いていないな」と感じることもしばしばです。私は、難しい論文を突き詰めることに時間を割かれたと

いう思いがあるので、自分が出す本はすごくシンプルに簡単に書いてあります。皮肉を込めてのことなのかもしれませんが、読んだ皆さんから、「めっちゃ、分かりやすい」と言われます。

　ですから、スタッフに対する指示もできるだけシンプルで分かりやすくを心がけています。そのことは、指示の行き違いを起こさないことに繋がりますし、私は時間の大切さを身に染みて感じているので、メッセージを受け取る相手の時間も無駄にしたくないのです。

2. 代診ドクターの雇用

　ここからは、具体的に、院長がいなくても大丈夫な体制づくりについてお話ししたいと思います。まずは、クリニックとして最重要な代診ドクターの雇用についてです。

　私が代診をお願いしたのは、開業して2年目くらいに、毎週水曜日を出身大学の先輩の女性医師にお任せして、その時間を自己研鑽や趣味の時間に当てたのが最初です。そう、私も皆さんと同じように開業後2年間くらいは、年中無休でクリニックに詰めっきり、何から何まで口出し・手出ししていました。そのなかで、診療や患者さんとのコミュニケーションについては、日々工夫し改善していけたと思いますが、運営や経営に関するマネジメントに関しては、手を付ける余裕がないばかりか、経営やマネジメントに関する知識を学ぶ機会すら持てませんでした。いくら頑張って働いても、今以上に発展していくクリニックを想像することはできなかったし、徐々に疲弊していく自分を感じていきました。ほら、したくない仕事は疲れるんですよ。そして、そこから脱却するには、経営を考える時間が必要だ、いえ、何より自分が楽しくクリニックを続けていくには週一日の自由に使えるご褒美が必要だと考えました。それが、代診医師をお願いした理由です。

　また、私のクリニックは耳鼻咽喉科ですので、スギ花粉症真っ盛りの12月から4月は繁忙期になります。繁忙期は、私一人では患者さん

を長時間お待たせしてしまうことになりますし、スタッフも私もへとへとです。そこで、その季節は、非常勤勤務医を雇って2診制にしました。

いつでも頼める代診ドクターを用意しておくことのもう一つのメリットは、クリニック運営のリスクヘッジになります。医師は自身の健康管理を第一に考えておく必要がありますが、医師も普通の人間ですから、いつ不慮の事故に遭うかもしれませんし、病気に罹ることもあります。自分が診療できなくても大丈夫な体制づくりは、クリニックのリスクヘッジでもあり、患者さんにとっても重要なことだと思います。

そして、代診ドクターや非常勤勤務医を雇うに当たって、欠かせないことは、治療方法や使用薬剤のすり合わせです。同じ疾患に対する治療でも出身大学や所属していた医局で微妙に違います。患者さんの立場に立ってみれば、診てくれる医師によって治療方針が変わるのは不安なことです。ですから、自分のクリニックの診療方針や処方している薬剤については、事前にシェアしておくことが大切ですし、できれば、医師向けのマニュアルを作成しておくといいと思います。

ここで、代診や非常勤勤務医の雇用方法も紹介しておきます。一般的に、非常勤勤務医の雇用方法には大きく3つあります。1つは縁故、いわゆるコネです。大学の医局繋がりであったり、医師仲間の紹介です。どんな医師かがあらかじめだいたい分かるので、採用側としてはやりやすいと思います。次に、出入りのMRさんや薬剤卸業者さんなどの情報です。MRさんや薬剤卸業者さんは、〇〇病院の〇〇先生がバイト先を探している等の情報を持っています。日頃から出入りの業者さんと信頼関係をつくっておくと、良い情報を提供してくれることがあります。

最後は、人材紹介会社に斡旋してもらう方法です。この方法は少し注意が必要です。まず、採用が決まると紹介手数料を支払わなければなりません。会社により多少異なると思いますが、紹介手数料は報酬

１年分の 20％くらいと考えていいと思います。そして何より注意が必要なのが、人材紹介会社に登録している医師の質については、失礼な言い方ですが玉石混交です。採用面接の際に、相手を見極めることがとても重要で、その医師のバックグラウンドをさまざまな手段を講じて調べることも大切と思います。

　ところで、この本の構想を練り始めたのは 2023 年 12 月です。勤務医の過労死問題がマスコミに取り上げられると同時に、政府も動き、勤務医の残業に縛りがかかるようになりそうな頃でした。年中無休、昼夜なしで働いていた私たち世代からすると、うらやましい限りですが、大学の医局繋がりで代診ドクターを探すことには、少し制限がかかってくると予想していました。とはいえ、大学附属病院で働くドクターは、いきなり明日から朝 8 時から夕方 6 時まで勤務と割り切るわけにはいきません。目の前に居る患者さんを放って帰ることはできないですし、どう考えても夜勤・当直が回らないことになりますから。月平均 80 時間、年 960 時間を超えているとされる勤務医の残業を、法改正されたからといって、急に労働基準法に定められた月 45 時間、年 360 時間にはできません。そうするには、当然、医師数が増えなければならないわけで、今日・明日にできることではありません。

　そこで、私は、いわゆる移行措置的なものがあると理解していました。移行措置は、例えば、現状こうだけれど 5 年後はこうなるように、と目標を立てて、徐々に残業時間を減らしていくのだと思っていました。病院でも、書類作成のような医師以外ができる仕事は、看護師なり、事務方なりがするような体制改革が行われるに違いないと思ったのです。

　実際は、医療機関が特例水準の指定を受ければ、最大で年間 1,860 時間以下の時間外労働が特例的に認められるようになりました。また、勤務医個々は、労務管理に関する記録や申請が煩雑になったとも聞き

ます。

　いずれにしても、良い代診ドクターを探すのは、徐々に大変になってきているのかもしれません。ですが、今までの私の経験からすると、一番は自分自身の大学からのコネクションというか、簡単に言うと自分の知り合いや、知り合いの伝手でお願いしたドクターを雇うのがベストだと思っています。その意味では、私は、大学時代は硬式テニス部だったのですが、硬式テニスのOB戦にはなるべく顔を出したりだとか、**さまざまなところで多くのドクターと接点を持つこと**が、大切だと感じています。

　また、人材紹介会社を通して探す場合は、金銭や労働条件だけでなく、**自分のクリニックで働くことに魅力を感じてくれた人材**を採用するのがいいと思います。昨今の若いドクターは、患者さんのために卓越した医療技術を習得し提供するばかりでなく、**プラスαのやりがい**のようなものを求めていると感じます。例えば、クリニック経営や運営の勉強になるというような付加価値的なものを示せれば、良いドクターに恵まれるのではないでしょうか。

3. 業務の権限委譲

　次に医師以外でもできる仕事についてお話します。何人かスタッフを採用し、クリニックを運営していくと、各ポジションに**リーダーにふさわしい人物**が見えてくると思います。そうなったら、何となくリーダー的存在としておかないで、この仕事の責任者はAさん、一方こちらの仕事の責任者はBさん……というように、**はっきりと決めて、権限と責任を与える**といいと思います。また、私の法人では、例えば看護師さんの仕事、事務担当の仕事というように、各ポジションごとに仕事の権限と内容が明文化された業務マニュアルがあります。例えば、医薬品の在庫管理は誰がするのか、事務責任者なのか、看護師リーダーなのかを文章にすることで、責任が明確になります。在庫管理

も在庫数の確認だけでなく、発注するところまで院長の許可なく責任者ができるようにします。院長不在のときに物品の在庫がなくなるといった事態にならないためにも、**事細かく各業務の権限と内容は、マニュアル化すべきと考えます**。

ただし、権限移譲は「では、明日からお願い」と**業務を丸投げすることではありません**。実際にやって見せ、次にやってもらって、しっかりと見守り、足りないところはフォローして育てていく必要があります。開業して2〜3年でしょうか？　ご自身がクリニック運営に慣れて、少しでも時間の余裕ができたら、箇条書きでもいいので、スタッフと一緒に各ポジションの業務マニュアル作成をしてみてはいかがでしょう。

4. 院長の右腕の採用

クリニック運営のマネジメント業務の一部を自分の手から離すとなったとき、それが事務長でも、秘書でもいいのですが、院長の右腕となる人材が必要になってくると思います。これには、クリニックの運営が順調になってから採用するのか、それとも、先に採用して早くクリニックの運営を軌道に乗せるのか、という問題があると思いますので、参考までに、私が右腕となる人材を採用した経緯をお話ししたいと思います。

私の場合は、法人の経営が軌道にのり、分院が2つ、3つと増えるにつれ、**スタッフのマネジメントに自分の限界を感じた**ことがきっかけです。本院と分院1院の2院だけのときは、スタッフの一人ひとりと個人面談を行うことが容易だったのですが、分院が増えてスタッフも増えていくと、そういったこともままならず、経営コンサルタントにお願いしていたこともありました。ですが、私はスタッフマネジメントこそ、クリニックの理念を共有している人材にお願いしたかったので、思い切ってマネージャーを採用することにしました。

書けばたった1行のことですが、良い人材に巡り合うまでにはたくさんの苦労がありました。マネージャーを採用する際の私のこだわりはただ一つ、医療技術のあるなしや、医療機関での業務経験のあるなしに関わらず、**クリニックの理念を理解し、共有できる人材**ということです。

トップの考えを理解してくれるスタッフが周りにいるかいないかは、組織の成長の度合いに大きく影響するし、何より、**自分の留守を安心して任せるのに絶対不可欠な存在が、院長の考えにコミットしてくれる右腕**です。今の私があるのは、良い右腕に巡り合えたことと言っても過言ではありません。

C. 大きな岩づくりをする

1. 時は金以上なり

今から5年前の2019年、私の4冊の拙著『ドクターの"働き方改革"28メソッド』（医学通信社）を発刊しました。クリニックを複数展開し、併設する保育所を開設し、講演もたくさんさせていただき……というなかでの本の発刊、さまざまな場所でお会いする先生方に「いつ寝ているのですか？」と、何回となく聞かれました。

実のところ、睡眠時間は毎日7時間は確保していますし、午後の活力のために昼寝も毎日しています。まあ、言うなら「ぐうたら」なのです。皆さんが心配してくださるほど、めちゃめちゃ詰めて働いているつもりはなくて、身体のメンテをするために、マラソンの大会にも出場し続けています（実は、今の私だけをご存じのドクターには想像できないほど太り、生活習慣病そのものだったことがあるんですよ）。やりたいことをやっている結果がこうなっているという感じです。

いつ寝ているのかというご質問に対する答えとは別にお話したのが

「時は金以上なり」という言葉です。この言葉は、アメリカ合衆国の経営コンサルタントであり自己啓発書作家、セミナーの講師も務めるジェームス・スキナー氏が言った言葉です。私に経営者としての目覚めを与えてくれた世界的ベストセラー『七つの習慣』（スティーブン・R・コヴィー）を完訳し、その実践法をテーマとしたセミナー『ビリオネラ塾』を開催しているのが彼ですが、そのセミナーに参加した私にとって衝撃的な一言になったのが、この「時は金以上なり」です。

　皆さんは「時は金なり」という言葉はご存知だと思います。「時は金なり＝ Time is money」は、アメリカ合衆国で最も有名な政治家と言っても過言ではない、ベンジャミン・フランクリンが言った言葉です。ベンジャミン・フランクリンは、アメリカ合衆国建国の父とも呼ばれ、多くの著書で数々の名言を残しました。また、トップクラスのサイエンティストとしても名高く、ちなみに、100 米ドル紙幣に印刷されてあるのは彼の顔です。

　そんな彼が言った「時は金なり」をあっさりと超越し、「時は金以上なり」と言い放ったのがジェームス・スキナーでした。衝撃的な一言であったと同時に「本当にその通りだな」と、私の中にストンと入りました。時はお金なんかでは買えないですから……。**どんなに身分が高くても、どんなに金持ちでも、時は 1 分 1 秒たりとも買えません。**と、しら、お金以上に大事にすべき時間を有効活用するには、実際にはどうしたらいいのか……。セミナーでハッとした私は、それからクリニックを離れて、非日常に身を置いて真剣に、それこそ死に物狂いで考えました。そして、導き出した答えが、私のクリニックで、院長は院長の仕事、医師は医師の仕事に集中できる環境をつくろうということです。

　その答えが出たとき、私の中には今までの自分のキャリアが走馬灯のように駆け巡りました。そのなかで、自分が公立病院にいたときと民間病院にいたときで、医師の働き方や扱いが全然違っていたことを

再認識しました。民間病院は効率的というのか、医師の単位時間に対する価値の意識が凄く高かったから、誰でもできる（こう言ったら叱られるかもしれませんが）仕事をさせられることはありませんでした。ざっくり言うと、勤務医の年収が 2,000 万円だとすると、時給は 1 万円くらいで働いていることになります。民間病院では、一つの資本主義という枠組みの中で仕組みづくりが行われているので、時給 1 万円の人にこの書類の作成をさせるのかといったら、答えは NO となるわけです。

　一方で、公的病院では、親方日の丸。資本主義の原理はまったく働かないので、当然、収益を上げるとか、時間当たりの生産性を上げるとかいった仕組みづくりはなされていません。ですから、誰でもできる書類の作成に時給 1 万円の医師が、何時間も掛けるということが普通になされていました。

　そうした経験を経て、自分の理想とするクリニックをつくりたいと一念発起して開業した私ですが、依然として**時給 1 万円以上の院長が、誰でもできる書類の作成に時間を費やしていた**のです。そのことに思い当たったとき、そのときが、私の最優先事項は、クリニックの仕組みづくりを再構築することだと考えた瞬間です。

　そのような私が、「時は金以上なり」という考えのなかで、旅行をどのように捉えているかをお話ししたいと思います。支出は「消費」「浪費」「投資」に分けることができますが、旅行について、皆さんはどうお考えでしょうか？　「浪費（無駄づかい）」とまで思っていなくても、「消費（生活のために必要な支出）」と捉えていらっしゃる方が大半だと思います。ですが、私は、**旅行は「投資（将来に繋がる支出）」**と捉えています。「投資」と聞いて真っ先に思い浮かぶのは、株式投資だと思いますが、いずれ金銭が増えて戻ってくることを期待して行いますね。ですが、**「投資」は何もお金に限ったことではなく**、例えば、**知識**

だったり、**能力**だったり、**人間関係**だったり、自分ではなく、子ども
など家族に戻って来るものもあります。そう考えると、**旅行・旅は、人
間の心に栄養を与えてくれます**。心身ともにリフレッシュできます。ル
ーチンをこなすだけの生活にメリハリをつけて、やる気を起こしてく
れます。どうです？　理想の自分に近づくための「**投資**」だと思いませ
んか？　大自然の深い森に包まれて深呼吸したときの爽快感とか、自
分を知る人が誰もいない環境に入ったときのワクワク感や高揚感とか、
子どもの頃に行ったことのある地方での安心感とか、そういう感覚を
全部ひっくるめて、自分が再生できると同時に、想像力を掻き立てら
れ、沸きたてられるのが旅行・旅だと思っています。

　「**時は金以上なり**」を意識したとき、**大きな岩として私のスケジュール
にまっ先に書き込むのは旅の予定**、一度きりしかない人生を楽しみた
いと思っています。

2.1 年のスケジュールを立てる

　時間管理に関する書籍をたくさん読みましたが、最も印象に残って
いるものを挙げろと言われたら、何といってもスティーブン・R・コ
ヴィー博士の『七つの習慣』の中に出てくる「バケツの中の石」の話
です。この話は、私の人生が変わったと言ってもいいくらい、私に影
響を与えました。

　『七つの習慣』は世界的ベストセラーになった本ですし、私は常々そ
の話をしているので、ご存知の方もいらっしゃると思いますが、掻い
摘んでお話しすれば、自分の時間をバケツ、行動を大小さまざまな石
と考えて、どうやったら多くの石をバケツに入れられるかという話で
す。もちろん、最初に大きな石から詰めて後から小さな石を入れた方
がたくさん入ります。

　その話を参考に、私は 1 年間のスケジュールを立てる場合、自己啓
発のための**何日もかかるセミナーの参加**などもそうですが、**家族との**

旅行や趣味で出掛けるトライアスロンへの参加などを大きな岩のような塊として、まっ先にスケジュールに書き込むようになりました。

『七つの習慣』を読む前の私は、目の前の仕事に集中することはできていたと思いますが、優先順位を考えずに単純に入った順から次々と予定を入れ、片っ端から片付けるのが習慣となっていました。ですから、気付けばいつの間にかスケジュール帳は埋まり、遠方に旅行に行くというような、まとまった時間は取れずにいたのです。今、旅行へ行ったり、海外で行われる自己啓発のためのセミナーなどに参加できているのは、スケジュールにまず真っ先に大きな岩であるそれらを入れて、**空いているところに小さな石である業務を組み込むようにして**いるからです。

D. 手始めは学会を絡めた旅から

1. 学会に参加する目的

皆さんがクリニックを出てどこかに行くとしたら、真っ先に思い浮かぶのが学会だと思います。その学会さえも、COVID-19 の蔓延により Zoom 開催、自宅で……ということもありました。2023 年 5 月にやっと取り戻せた日常です。学会も現地での開催が戻ってきたのです。

ところで、皆さんは、何のために学会に参加されていますか？ 講義から得る新しい技術や知見を得ることはもちろんですが、私の目的の一つは、**旧交を兼ねる**といいましょうか、大学時代の先輩や後輩、はたまた、大学病院で同じ医局に居た方々と、事前に連絡を取り合って、学会が行われる現地で一緒にご飯を食べて、近況を語り合ったり、昔話をしたりすることです。それがすごく楽しい時間であるとともに、初心に返って自分を見つめ直し、ホームタウンに戻ったときにどう行動するかなど、これからの自分の活力アップに繋がっていると感じて

います。

　学会に参加することで得られるこのような効果もすごく大切と思いますが、もう一つ、**滞在先のホテルでゆっくりして、誰にも邪魔されない自分の時間を持つ**ことも是非経験してほしいと思います。私は、いつもと違う環境で心にゆとりのある時間を過ごすことが、日頃時間に追われる医師にとってはとても大事だと身に染みています。これから、クリニック運営をどのように行うか、今ある問題や課題の解決には何が必要か、また、これからの自分の人生設計をどうするか、日常に居ると重要だけれどなかなか取り組めない課題を整理するには、学会に行って一人ホテルで過ごす時間が、とても適していると感じているのです。

　我々医師にとって頻繁にあるイベント、それが学会なので、皆さんも学会を有効活用して自分の整理の時間を持ってみてはいかがでしょう。

2. 泊まるならゆとりある空間で充実した時間を

　実は、かつての私は、学会での宿泊は部屋の広さ11平方メートルの某ビジネスホテル、「どうせ寝るだけだからどこでもいい」と考えていました。

　ところが、昨今ではビジネスホテルは、差別化といいますか、集客を考えてか、すごく進化していて、サウナや温泉施設などの設備を充実させているホテルもあります。このことは、ビジネスで宿泊する人も仕事を終えて宿に入ったら、のんびりとリフレッシュすることを求めていることの裏返しだと思います。

　そういったビジネスホテルがあるのを知ると、狭い部屋にただベッドを提供してくれるだけのビジネスホテルに宿泊していた私も、次にお話しするように、あるドクターの言葉に刺激されて、よりリフレッシュできる設備の整ったホテルへ宿泊するようになりました。人間の

前編　その働き方を決めているのは自分、意識改革で旅行に行ける

摂理だと思うのですが、設備の整ったホテルの次は、11 平方メートルのビジネスホテルではなくて、もうちょっと広い部屋を提供してくれるハイクラスのホテルに泊まりたくなります。そらさんが後編で詳しく解説してくれると思いますが、あるクレジットカードを利用すると、時には何も言わなくても、ホテルのほうで 100 平方メートルもあるスイートルームを無条件で用意してくれることさえあります。最初は「そういうところはデカすぎて使わへん。落ち着かない〜」って思っていましたが、そこでゆっくりしていると、**その空間で得られた時間のなかでは、心の余裕もできてより密度の濃い充実した思考が得られる**ことが分かりました。

学会の合間と言ったら語弊がありますが、**学会の合間にさえ、密度の濃い思考時間がつくれる**のです。このことは、今や私にとっては当たり前、とても魅力的なこととなっています。**いいホテルで英気を養う**、まさに英気が養えるのだと思います。そのことによって、肉体的な面ばかりでなく、精神的にも若返って、また、ホームタウンに戻ったらリスタートして頑張るぞという気力に溢れている自分を感じることができるのです。

学会の開催地ではただベッドを提供してくれるだけのビジネスホテルに泊まり、学会が終わればとんぼ返りという皆さん、是非一度、その地でゆっくり過ごす、できたら、少しハイクラスのホテルで過ごすことを体験してみてください。課題の解決に至らなくとも「よし、地元に帰ったら頑張るぞ！」という活力がよみがえることは間違いありません。

3. 私がハイクラスホテルに目覚めたきっかけ

なぜ私がビジネスホテル以外に目が向いたかをお話ししたいと思います。私も、かつては学会などの仕事での宿泊と言えば、メインはビジネスホテルの 11 平方メートルだったのは、先ほどお話ししたとおり

です。そこはベッドがポンとあって、寝るだけだったら、本当に何の苦痛もありませんでした。学会に参加した後、ホテルで寝て、次の日の朝はもう出発するわけですから、寝るところさえあれば十分だと思っていたのです。

ところが、いつだったでしょうか？　あるとき、東京に行ってお会いした先生に「先生、どこに泊っているの？」と聞かれて、「ビジホです」と答えると、「えー！？　なんでそんなところに泊っているの？　あなた、そんなので疲れ取れるのか？」と言われて、「え？　取れますけど……」というようなやり取りがありました。その次にその先生から「先生はすごいなぁ、苦楽園のクリニックでも、あんなタコ部屋みたいなところでずっと診察していて……。君は、本当に驕らないから」のように言われたのを思い出します。

私の法人の本院、苦楽園にあるクリニックは、もともとはもう少し広かったのですが、患者さんが増えて2診制にしたら、院長室を狭くせざるを得なくなって、ものすごく細長い鰻の寝床が私の部屋、院長室です。私は、院長室の狭さも、学会でビジネスホテルに泊まるのも、それほど気にしていませんでしたが、この先生との会話が、「一度、ハイクラスホテルの広い部屋に泊まってみるのもいいかなぁ」と思ったきっかけでした。

それまでの私には、ホテルの部屋で仕事しようとか、考え事をしようとかいう発想はありませんでした。昔も今もあれこれ考え事をするのは好きなのですが、その頃の私は、サウナや大浴場でゆったりしながら想いを巡らせたり、美術館やホテルのおしゃれなラウンジで、コーヒーを飲みながら考え事をしたり、スタッフとミーティングしたりはしていましたが、ホテルの部屋に関しては「寝るところ」という発想しかなかったのです。

ハイクラスホテルの広い部屋を思い浮かべたとき、「そうか、ホテルの部屋で考えたり、ミーティングしたり……これはいいな、これは使

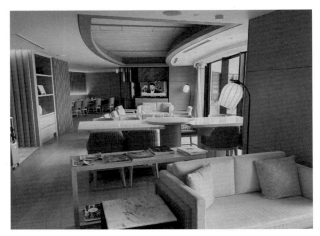

打ち合わせもできるハイクラスホテルの部屋

えるな」と気付きました。しかも、私はそらさんと知り合って、今は上級ステータスを持っているから、レイトチェックアウト OK、午後4時まで使えるではないですか……！！。朝起きてから午後4時まで、ゆっくり考える時間をもらえるわけですから、そこでは、事業計画を練ったり、マネジメントの問題、スタッフ採用・起用の問題、新規事業の問題、税務の問題……、そういった**誰にも邪魔されないでじっくり考える必要がある問題に取り組むのにぴったり合う**、と感じました。

　クリニックと自宅の往復だけではない、「スタバ＝サードプレイス」ではないですが、その**サードプレイス**として、ハイクラスホテルはかなり使えます。下世話な話ですが、例えばルームサービス、以前は「あんな冷たい飯食えるか」と思っていました。ですが、利用してみると、意外というか、ハイクラスホテルではちゃんと湯気の立った出来立てのものが出てくるのです。「なかなかイケるな」と今は思っています。ルームサービス一つとっても、ハイクラスホテルで上級のサービスを受けると、そこでも非日常感を味わうことができます。

Section 2　旅の時間をつくり出す方法

　私は、**日常と違った体験が、普段と違った思考を生む**ということを身をもって体験しています。とはいえ、次の予定が詰まっていてとんぼ返りしなければならない出張では、コスパを考えてビジネスホテルも使います。どんなホテルに泊まるか、それはそのとき、そのときの優先事項によって選択することが重要と思います。もし、皆さんがクリニックの問題や課題を抱えていらっしゃるとしたら、是非、ゆったりとしたスペースを与えてくれるホテルで、ゆっくりと考える時間を持ってみてください。

　さて、後編では、「ほんまかいな？」というようなハイクラスホテルでの宿泊がお金をかけないでできる方法やお得に航空券を取る方法を『そら＆MASA』さんにお話ししてもらいたいと思います。それは想像以上で、私が受けた衝撃を皆さんも受けること間違いありません。

後編

旅のプロが指南するリッチな ドクターこそできるお得で快適な旅

Section 1

クレジットカードとマイルの基礎知識

A. 私がクレカポイント＆マイルの旅に目覚めたきっかけ

　後編は、『そら＆MASA』こと服部と金村が**クレジットカードと航空会社のマイルを使って快適かつお得に旅する**方法をお話しさせていただきます。まず最初に、大手旅行代理店に長く勤めていた服部そらが、ポイントを使った旅行に目覚めたきっかけをお話したいと思います。㈱エイチ・アイ・エスに勤務していた2006年3月頃です。大学時代の恩師からある相談を受けました。

> 「アメックスに100万ポイントほど貯まっていて、どうやらマイルに変更して使えるらしいのだが、どうすればいいのか分からない。旅行会社勤務の服部ならそのあたり詳しいだろ！？」

　多くの方々に、長く旅行業界に身を置いているのだからこの類の情報には精通しているだろうと思われがちなのですが、実は、まったくその逆、当時の私は、その辺の事情にはど素人だったのです。

72

Section 1 クレジットカードとマイルの基礎知識

　なぜなら、旅行会社では、お客さまごとに保有するマイルを使って航空券を手配したりはしません。ましてや**クレジットカードのポイント（クレカポイント）をマイルに交換できることや、クレカポイントでホテルに泊まれる**など、知る由もなかったのです。当時の私には、クレジットカード決済をして貯まったポイントは、1ポイント1円換算で使える……くらいの知識しかありませんでした。

　また、**マイルやポイントを使って行う航空券やホテルの取り方には、カードごとにルールがあって、しばしば変更されます**。仮に、私にマイルやクレカポイントについての知識が多少あったとしても、間違った情報をお客さまにお伝えすることは、旅行会社としてはご法度です。クレームにつながってしまうからです。私自身も、勤務する中でよかれと思って、「この航空券は○○％のマイルが加算されます」とお伝えした情報に変更があって、帰国後、返金保証を求められたという苦い経験があります。

　とはいえ、エイチ・アイ・エスに来られるお客さまの中には、マイルやポイントに非常に詳しく、とことんこだわる方も多くおられ、そういった方はそのこだわりを旅行会社に強く求める傾向があります。社員の間には、マイルやポイントの話を持ち出し、あれこれと要求するお客さまとは下手にかかわらないほうがいい……という暗黙の了解があったほどです。こうした背景もあって、私は、旅行業界にいる人間であってもマイルやクレジットカードのポイントについてはほとんど無知だったのです。

　恩師からの相談をきっかけに、クレカポイントやマイルに興味を持って調べ始めてみると、貯まったポイントはマイルに変更できること、**ポイントを使うとマイルそのものを使うよりずっとお得に航空券が取得できること、クレジットカードにはそれぞれ特色があること**……などなど、とにかく驚きの連続でした。自分が身を置く旅行業界のルールし

73

か知らなかった私にはまったくの別世界だったのです。いわゆるマイル・ポイントという別次元の世界に次第に引き込まれていきました。

　例えば、大阪から東京へ行くとしましょう。旅行代理店や航空会社のホームページから通常の方法で航空券を手配すると、直行便で行くのと、どこかを経由して行くのでは、当然、**直行便のほうが安いのが**一般的です。ところが、**ポイントを利用して航空券を手配をすると、大阪からどこかを経由して東京に行っても、必要なポイント数は変わらない方法がある**ではないですか。つまり、ドクターの皆さんが東京へ学会で出かけるときに、例えば大阪にお住まいなら、沖縄に寄り道してコバルトブルーに広がる海を眺めてから東京に行っても、帰りに札幌に寄り道して雄大な自然を味わったあと、味噌バターラーメンを堪能してから大阪まで帰っても、使うポイントは同じということです。ちょっと、びっくりしませんか？

　また、国際線で航空券を買う場合、通常は割引のある往復券で購入しますから、往路が JAL なら復路も JAL、往路が ANA なら復路も ANA というのが一般的です。旅行会社の場合でも往復航空券を手配します。ところが、ある特定のクレジットカードのポイントを活用すれば往路は ANA、復路は豪華なエミレーツ航空に乗るということも可能となります。往復券で同じ航空会社を利用した場合、行きと帰りで提供される料理のメニューこそ多少異なりますが、同じ航空会社での往復では、座るシートも受けるおもてなしも代り映えしません。ところが、**ポイントで航空券を手配すれば、行きと帰りで異なったシート（航空会社ごとに仕様が違います）に座って、異なった航空会社特有のおもてなしを受けることができる**なんて、二度海外旅行へ行った気分、ちょっとワクワクしませんか？　このワクワクこそが、ポイント・マイル旅の醍醐味と考えています。

Section 1　クレジットカードとマイルの基礎知識

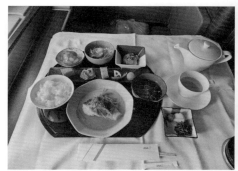
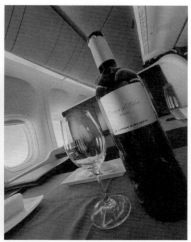

📍 カードのポイントを使えば往路・復路違うおもてなしが楽しめる

　「今まで自分の知る旅行は何だったんだろう？」それを知ったときの驚きと高揚感は約20年たった今でも忘れられず、今も継続しています。その方法は§2でしっかりお話しさせていただきます。

　また、クレカポイントはホテルでもその威力を発揮します。上顧客ということで、ただ公式サイトで宿泊予約をしておくだけで、客室の空き次第でアップグレードした部屋を用意してもらえたり、20万円超えのスイートルームもポイントを利用すれば、現金に換算するとその数分の一の価値で宿泊できる場合さえあります。さらに、ステータスが上がると提携のハイクラスホテルに無料で泊まることさえ可能なのです。

　調べれば調べるほど、クレカポイントを利用した旅は、それまで私が知っていた旅行業界の常識を覆すものでした。1ポイントが5倍にも10倍の価値になるという、とてつもないレバレッジがかかるクレジットカードのポイント利用に私はすっかりはまりました。

後編　旅のプロが指南するリッチなドクターこそできるお得で快適な旅

　費用をかけないでピークシーズンの航空機やホテルの予約が直前でも出来て、ワンランクもツーランクも上級のおもてなしを受けられる……それが**クレカポイントを活用した旅**なのです。この本を書きながら、改めて思ったことが、「ポイント」が旅を後押ししてくれるということです。ポイントを使うとリッチな旅の心理的なハードルがぐっと下がります。つまり、お金を払ってわざわざ行くのは面倒だった旅が、「ポイントがあるからこそ、旅に行ってみようか！」となるわけです。

・診療が終わってから、思い立って沖縄に釣りに行ってきたんですよ
・考え事があるときにはお気に入りのホテルで「一人ミーティング」をしています
・正月休みは家族4人でハワイを直前予約。ファーストクラスでの飛行機もハイクラスホテルのスイートルームも快適で、家族も大満足、私の株が上がりました

　……そんなドクターが私の周りにはたくさんいらっしゃいます。皆さんもやり方次第でこのようなことができるようになります。
　次頁に、ご縁あって私の旅のコミュニティにご参加くださり、また、梅岡先生が主宰される開業医コミュニティ・M.A.Fのメンバーでもある宮本先生の体験談をご紹介したいと思います。

76

家族4名そろってJALファーストクラスで行く
オーロラ付き奇跡のパリ旅行

医療法人たいよう理事長　宮本　浩行

　確か2022年に、JALファーストクラス（以下、JAL-F）の旅の話に触れる機会があり、今までのエコノミークラスの旅からは想像もできない未知の旅に魅了されました。また、この旅の価値としては、JAL-Fに乗ることはもちろんですが、さらに冬であれば条件次第で飛行機からあのオーロラを観ることができるということです。それを知って以来、いつかJAL-Fに乗ってどこかに旅行したいなという私の想いと、子ども達をヨーロッパに連れて行ってあげたいという妻の想いを合わせて、JAL-Fでパリに行きたいなと考えるようになりました。

　旅のコミュニティには、連日1泊3日の弾丸JAL-F旅行の書き込みがありました。仕事を考えると、なかなか3日間を確保することもままなりませんでした。ふとカレンダーを見ていた時に、2月の連休が目に入りました。子どもの学校のスケジュールも確認し、あとは私が思い切って仕事を休めば行けると、年末に日程の目星をつけました。さてあとは、最大の難関であるJAL-Fを4枚取れるかどうかです。

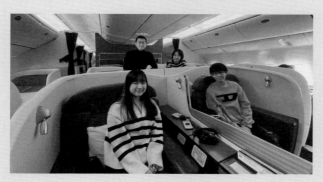

JALファーストクラスにて

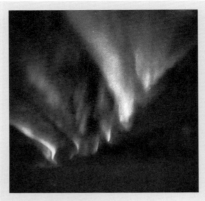

📍 機内から見えたオーロラ

　JAL-F を現金で購入すると 1 名片道 170 万円以上します。まさか 4 名往復を現金購入すると……ありえない金額になります。今回は、あちこちのポイントを総動員し、JAL マイルに変換し、4 名片道分がやっとで、あるいは夫婦往復分しかありませんでした。ここでそらさんから提案がありました。「往路は 4 名 JAL-F で、復路はエールフランスのビジネスクラスなら取れます！」この言葉で、家族 4 名 JAL-F のパリ旅行を決めました。

　そらさんの指南に従って、ドキドキしながら自分で JAL-F 特典航空券 4 枚をなんとか発券できました。ファースト全 8 席中 4 席です。「早く早く！　窓側の座席指定を早く！！」と即座に言われ、座席指定をクリックしたところ……見事に窓側 4 席が取られていました。残念ながら内側 4 席となってしまいましたが、家族 4 名で JAL-F に乗れることに感謝して、いよいよ出発の日を迎えました。

　どんなんだろうと期待していた JAL のファーストクラスのチェックイン、ラウンジにいちいち感動していました。後で後悔したのは、搭乗券をスマホの QR コードで済ませてしまい、紙の搭乗券をプリントしてもらわなかったことです。普段は入れないラウンジで、軽い朝食をいただき、いよいよ搭乗の時がやってきました。搭乗ゲートを「左折」して

ファーストクラスに乗り込みました。

担当の 3 名の CA さんに温かく迎えられ席に着き、さっそく記念の家族写真をパシャパシャ撮っていただきました。初めてのファーストクラスの豪華な席をあれこれ触っていると、隣の席が空いているのがふと目に入りました。すると CA さんが、何気に「隣の席キャンセルになりましたので使われますか？」と話し掛けてくれました。……満席で諦めていた窓側も使えると理解でき、心の中でガッツポーズを何回もしました。もしオーロラ出たら教えてくださいと CA さんにお願いして、パリまでのゆったりした至福の時間を過ごしました。離陸後まもなく、機上でのフルコースを 4 人向かい合わせで堪能し、用意されているパジャマに着替えて、あまりあるフルフラットのベッドでエンターテインメントを楽しみつつもったいないと思いながらも就寝しました。

CA さんに起こされ、「今機長からオーロラ出始めました。1 時間くらいでピークになると思います」と声を掛けていただきました。ここから見えますよと、飛行機の左側の扉に付いている小窓から覗いてみると朧気な緑のモヤモヤがなんとなく見えました。これがオーロラ？　何度も見返していると、段々とハッキリしてきて、やっぱりオーロラだ！　とジーンときました。機体右側の隣の空席の窓からは、また違う形のオーロラが見られ、つい興奮しながら、寝ている子ども達を起こしました。「オーロラ！　オーロラ出てるよ！」飛行機内を右に左に、行ったり来たりして、何度も何度も飽きるまで観ていました。

無事シャルル・ド・ゴール空港に着き、2 泊の短いパリ滞在を最大限に観光するためにそらさんを通して専属のガイドさん（邦子さん）をお願いしました。丸一日ランチも食べずに地下鉄と徒歩で回りました。夜のエッフェル塔、マレ地区散策、シャンゼリゼ散策、モンマルトルの丘散策、サクレ・クール寺院、ルーブル美術館、凱旋門登頂、マドレーヌ寺院。みんな揃った家族写真もたくさん撮ってもらい、子ども達と一緒の初めてのパリを満喫しました。

後編　旅のプロが指南するリッチなドクターこそできるお得で快適な旅

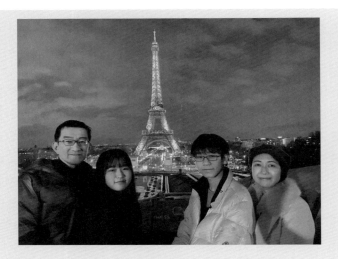

　2泊4日の弾丸パリ旅行でしたが、家族4名でヨーロッパ、JAL-F、オーロラと今後もあり得ない、かけがえのない、今までで一番思い出に残る家族旅行となりました。

　この奇跡の旅行を支えていただきましたそらさん、邦子さん、沢山の情報を共有しているコミュニティの皆さん、本当にありがとうございました。

　皆さん、いかがですか？　これを読まれている皆さんなら、間違いなく同じ体験ができます。とはいえ、航空会社のマイルやクレジットカードの利用で貯まるポイントに無頓着であったら、いつまでたっても叶えることはできません。どうやったらこのような旅ができるのか、「基本のキ」から話を進めていきますので、どうぞお付き合いください。

Section 1 クレジットカードとマイルの基礎知識

B. 多くのドクターの旅のお悩み

　梅岡先生の書かれた前編を読んで、「自分も旅行に行ってリフレッシュしたい！」とか、「なんだか自分も旅行に行ってみたくなった！」という気持ちが沸き上がってきた方も少なくないでしょう？　でも、私の周りにいる多くのドクターからは、次のようなお悩みがよく聞こえてきます。

> ・まとまった休みが取れるのはゴールデンウイーク、お盆、年末年始。でもピークシーズンなので航空券やホテルは満席・満室で予約が取れない
> ・空港の混雑や搭乗時の行列にうんざり、旅行でリフレッシュどころか疲れが残るだけ
> ・医師という仕事柄、直前まで休みの予定が定まらない。直前のキャンセル料を考えると早期予約に二の足を踏んでしまう

　「そう、そう！！」これらの悩みにうなづく皆さんの姿が目に浮かびます。でも、ご安心ください。皆さんのお悩みを解決し、ピークシーズンでも直前に予約し、軽食や飲み物が提供される空港の特別ラウンジでゆったり搭乗時間までを過ごし、時間になれば列に並ばず優先搭乗、そのうえ、ホテルでも VIP 待遇のおもてなしを受けられる、快適な旅、しかもお得に出られるためのノウハウをこれからご紹介したいと思っているのです。

　もちろん、今現在の皆さんが今日・明日すぐにできるわけではありません。ですが、1年をかければできる方法があるのです。その第一歩として今すぐにでも始めていただきたいのが、後半紹介させていただく旅に有利なクレジットカードをつくって、ポイントを貯めること

です。皆さんの想像を遥かに超えてクレジットカードのポイントが威力を発揮します。

C. 旅するための第一歩はクレカのポイントを貯めること

1. しくみを知る：そもそもクレジットカードとは

　キャッシュレスで少し世界に後れを取っている日本でも、今はどなたもクレジットカードの1枚や2枚、持っている時代となりました。政府や地方自治体がキャッシュレス化の促進を図っていることと合わせて、新型コロナウイルス感染症の感染予防が契機となって非接触型決済手段として、小さなお店でもキャッシュレス決済ができるようになったと感じています。皆さんのクリニックでも決済端末の導入を図られたかもしれませんね。ところが、残念ながら、カードで支払うとポイントが貯まることは知っていても、そのポイントを有効に使っていらっしゃるという方は意外と少ないと思います。特に金銭的に恵まれているドクターの皆さんはその傾向が強いのではないでしょうか。知らないというより無頓着と言いましょうか……。

　そこで、まず**決済に使われるカード**にはどんなものがあるのか、大まかにお話ししたいと思います。よくご存じの方もいらっしゃると思いますが、少しお付き合いください。皆さんが使っていらっしゃるカードには大きく分けて次の3種類があります。

> ・プリペードカード
> → Suica、PASMO、ICOCA、nanaco など、あらかじめ一定額をチャージして使います。

> ・デビットカード
>   → 銀行が発行していて即時払い、使うと口座から即時に引き落とされます。
> ・クレジットカード
>   → あらかじめ設定した金額内で決済ができ、後払いです。

　クレカポイントを貯めるお話を進めていくため、この3つのカードのうちのクレジットカードについて、もう少し詳しくお話ししたいと思います。

　クレジットカードは、「**国際ブランド**」「**カード発行会社**」「**グレード（ランク）**」の3つの要素で分けることができます。

　「国際ブランド」は、それぞれ独自の決済システムネットワークを持ち、世界で利用できるカードブランドで、Visa、Mastercard、JCB、American Express（Amex）、Diners Club は五大国際ブランドと言われています。お手元のクレジットカードの隅についているロゴマーク、あれです。国際ブランドは必ずしも自社でクレジットカードを発行しているわけではありません。例えば、世界中ほとんどの国で使えるVisaはカード発行会社に決済システムネットワークを提供する（ライセンス供与）のみで、クレジットカードそのものを発行していません。

　ちなみに、日本における国際ブランド別シェア率は、2020年の調べで、Visa→50.8%、JCB→28.0%、Mastercard→17.8%、その他→3.4%となっています。**Visaは北米で強いカード**と言われています。一方、**Mastercardはヨーロッパで強いカード**と言われています。**JCBは、日本唯一の国際ブランド**で、海外ではVisaやMastercardに比べると利用できる店舗は少なく、世界約3,600店舗が加盟しています。**Amex**や**Diners Club**は、「**T&Eカードブランド**」とも言われ、**付帯保険サービスが多く、旅行やエンターテイメントが楽しめる**カードと言

われています。

　次に、「カード発行会社」は、クレジットカードを発行し、その際の審査やポイント還元などのカードに付帯するサービスを提供し、国際ブランドが提供する決済システムネットワークを使って決済を行っています。例えば、Amazon のようにネットショッピングサイトを運営する会社が発行するクレジットカードの場合は、そのサイトで買い物をするとポイントが多く還元されるなど、それぞれの特色があります。利用している国際ブランドは、いくつかの中から選択できることが多いですが、Amazon Matercard のように国際ブランドが選べないカードもあります。国際ブランドとカード発行会社は混同されている方も多いため注意しましょう。

　最後に「グレード（ランク）」について、ご存じのとおり、クレジットカードには、「一般カード」「ゴールドカード」「プラチナカード」「ブラックカード」の４種類があり、一般的にグレードが高いほど年会費が上がりますが、提供されるサービス内容が充実し、利用可能枠（限度額）が高くなります。例えば、「**ゴールドカード**」は、空港ラウンジサービスなど一般カードにはないサービスが付帯しています。「**プラチナカード**」は、さらにコンシェルジュサービスやプライオリティパス、ホテルの宿泊優待サービス、旅行傷害保険などが付帯されます。「**ブラックカード**」は、クレジットカードの中で最上級のカードです。カード会社からの招待がないと作れない会社もあります。それだけ信用度も高く、それにふさわしいさまざまな VIP 特典が付いています。なお、グレードが高くなるほど、年会費が高額になるとともに審査も厳しくなるのはご承知のとおりです。

　カードのグレードはステータス、持つ人の信用度も上がります。海外のホテルでプラチナカードを提示すると、フロントの対応がガラッと変わることさえあります。

2. 生活費はすべて一つのカードで支払う

　クレジットカードは、「決済手段というだけでなく、提供しているサービスを最大限活かすことが大切だ」と感じ始めたのではないでしょうか？　そして、提供してくれるサービスはそれぞれで、カードによって特色があることも分かっていただけたと思います。とすれば、カードごとの特色を活かすために日常の買い物はこれ、ネットショッピングはこれ、新幹線の切符はこれ……というように何枚ものカードを持てばいいのでしょうか？

　私は、すべての支払いを1つのカードにまとめることをお勧めしたいのです。と言いますのは、**ポイントはある程度まとまって価値が出る**ものです。こちらのカードに500ポイント、あちらのカードに800ポイントというのでは、1ポイントが1円として使えるだけ、私には、あまり上手な使い方とは思えないのです。もっと効率よく、1ポイントが2円、場合によっては10円以上の価値で利用してほしいと思うのです。私にとって、ドクターと言えば、ピッカピカのベンツやレクサスが複数台、ご自宅のガレージに駐車してあるイメージです。購入や買い替えの際にクレジットカード決済すれば、海外旅行へ実質無料で行くのも夢ではありません。

　また、昨今では、**電気料金やガス料金の支払いもクレジットカード払い**ができます。意外と知られていないのが**生命保険料**のクレジットカード払いです。クレジット決済できるということは、ポイントが付くということです。積み立てているのにカード支払いでポイントが貯まるなんて、びっくりですね。ただし、保険会社によってクレジット決済できる商品が決まっていたり、養老保険や学資保険の一時払いでクレジット決済可能という保険会社もありますので、ご自身やご家族の保険を確認してみてください。

　なお、クレジットカードは、家族カードの発行が受けられるのが通

常です。ポイントは、ご自身のカード一つにまとまりますので、奥様のショッピングは、家族カードで支払ってもらうのも、効率よくポイントを貯める方法と思います。

3. 公共料金・税金もカードで支払える

クレジットカード決済に付帯するポイントについて、今まであまり意識していらっしゃらなかったかもしれませんが、さらに、税金もクレジットカードで納入できてポイントが貯まるのをご存じでしょうか？ **所得税**、**相続税**といった国税はもとより、**市民税**や**住民税**、**固定資産税**などの市町村に納入する税もクレジット決済できる市町村が増えてきました。皆さんのお住いの市町村はどうか一度確認してみてください。

さらに、2022 年 12 月から、PayPay などの**「Web マネー」による国税納付**ができるようになりました。確定申告書など納税額が分かる書類とスマートフォンを使い、専用サイトで手続を進めます。対応するのは「PayPay」「LINE Pay」「メルペイ」「d 払い」「au Pay」「Amazon Pay」です。すべての税目で支払えますが、利用上限金額は 30 万円です。

また、これらのスマホアプリの使用には、クレジットカードとの紐

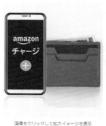

Amazonチャージを活用することでポイント集めが有利に!!

づけが必要ですから、ポイントが加算されるのですが、通常、0.8%相当の手数料を取られたり、Amex などでの支払いはポイント還元率が0.5%になったりしてしまいます。でも、これにもお得な方法があるのです。非常にお得なため、いつまでこの方法が適用されるか不明ですが、**税金の支払いには「Amazon Pay」がお勧めです**。このアプリからの納税は手数料なし、さらにポイントも加算されるという2度おいしい納税方法です。皆さんほとんどの方が、Amazon アカウントをお持ちだと思います。利用したい金額を Amazon アカウントに入金する「チャージタイプ」の Amazon ギフトカードに一度一定額をチャージして、税金をそこから払います。ギフトカードというよりは、Amazon 専用のプリペイド式電子マネーのようなイメージでしょうか。少し手間かもしれませんが、Amazon ギフトカードを購入してアカウントにチャージをし、その Amazon ギフトカードを利用して国税を支払うことが可能です。そのメリットは、大きく3つ、① **クレジットカードによる国税払い時の 0.8%相当の手数料がかからない**、② **Amazon ギフトカードの購入は税金ではないので、ポイントが半分になったり、対象外になったりしない**、③ **他の Pay 払いとは異なり、どのクレジットカードでも利用できる**。つまり、旅行にお得なクレジットカードを紐づけられるということです（2025 年 2 月より、30 万円を超える手続の分割は不可となります）。

Amazonギフトカード利用の国税支払いのメリット
❶ 手数料がかからない
❷ ポイントは丸々加算される
❸ どのクレジットカードでも利用できる

　このように生活上のさまざまな支払いにクレジットカードを利用することで、思ったより多くのポイントが貯まると思います。こうして貯まったポイントをマイルに変えると、もっと、びっくりすることが

起こるんです！

4. そもそもマイルって何？

　快適な旅行のための必須アイテム、クレジットカードの次は、「**フラ
イトマイル**」あるいは「**搭乗マイル**」、通称「**マイル**」です。マイルと
は、言い換えれば航空会社のポイントです。マイルという距離の単位
であらわすように、マイルは飛行機に乗った距離に応じて貯まってい
きます。マイルと似た言葉に「マイレージ」「マイレージプログラム」
などもありますが、これらは航空会社が行うポイントプログラム自体
を指しています。

　マイルにはいろいろな種類がありますが、日本では日本航空の
「JAL マイル」と全日空の「ANA マイル」が有名で、もしかしたら皆
さんも保有していらっしゃるのではないでしょうか？　世界中には、
たくさんの航空会社がありますが、海外を含めてほかの航空会社でも
それぞれマイルが貯まるプログラムを用意しています。ただし、LCC
と呼ばれる格安航空会社の中にはプログラムがないところもあります。

　また、マイルには「**アライアンス**」という仕組みがあって、利用し
た航空会社のマイルを、普段自分が利用している航空会社のマイルに
まとめて貯めることもできます。この航空業界の「アライアンス」は、
異なる航空会社同士が提携する組織のことで、「ワンワールド」「スタ
ーアライアンス」「スカイチーム」の３つがあります。ちなみに、JAL
は「ワンワールド」、ANA は「スターアライアンス」に加盟していま
す。後半にお得に航空券を取る方法やピークシーズンに航空券を取る
方法にふれますが、この「アライアンス」が重要になってきますので、
覚えておいてください（詳しくは次頁の表を参照）。

Section 1　クレジットカードとマイルの基礎知識

⊙ アライアンスと航空会社一覧

※2024年10月現在

ワンワールド 加盟航空会社（13社）	スターアライアンス 加盟航空会社（25社）	スカイチーム 加盟航空会社（19社）
アラスカ航空 （アメリカ）	エーゲ航空 （ギリシャ）	エールフランス航空 （フランス）
アメリカン航空 （アメリカ）	エアカナダ （カナダ）	アエロメヒコ航空 （メキシコ）
ブリティッシュエアウェイズ （イギリス）	中国国際航空 （中国）	アルゼンチン航空 （アルゼンチン）
キャセイパシフィック航空 （香港）	エアインディア （インド）	ITAエアウエイズ （イタリア） ※スターアライアンスに 　移籍予定（2026年）
フィンエアー （フィンランド）	ニュージーランド航空 （ニュージーランド）	チャイナエアライン （台湾）
イベリア航空 （スペイン）	**全日空（ANA）** （日本）	デルタ航空 （アメリカ）
日本航空（JAL） （日本）	アシアナ航空 （大韓民国））	ガルーダインドネシア航空 （インドネシア）
マレーシア航空 （マレーシア）	オーストリア航空 （オーストリア）	大韓航空 （大韓民国）
カンタス航空 （オーストラリア）	アビアンカ航空 （コロンビア）	KLMオランダ航空 （オランダ）
カタール航空 （カタール）	ブリュッセル航空 （ベルギー）	ケニア航空 （ケニア）
ロイヤルエアモロッコ （モロッコ）	コパ航空 （パナマ）	ミドルイースト航空 （レバノン）
スリランカ航空 （スリランカ）	クロアチア航空 （クロアチア）	厦門（アモイ）航空 （中国）
	エジプト航空 （エジプト）	中国東方航空 （中国）
	エチオピア航空 （エチオピア）	タロム航空 （ルーマニア）
	エバー航空 （台湾）	サウディア航空 （サウジアラビア）
	LOTポーランド航空 （ポーランド）	エアヨーロッパ （スペイン）

後編　旅のプロが指南するリッチなドクターこそできるお得で快適な旅

ワンワールド 加盟航空会社（13社）	スターアライアンス 加盟航空会社（25社）	スカイチーム 加盟航空会社（19社）
	ルフトハンザドイツ航空 （ドイツ）	ベトナム航空 （ベトナム）
	深圳（シンセン）航空 （中国）	スカンジナビア航空 （スウェーデン、 デンマーク、ノルウェー）
	シンガポール航空 （シンガポール）	ヴァージンアトランティック 航空 （イギリス）
	南アフリカ航空 （南アフリカ）	
	スイスインターナショナル エアラインズ （スイス）	
	TAPポルトガル航空 （ポルトガル）	
	タイ国際航空 （タイ）	
	ターキッシュエアラインズ （トルコ）	
	ユナイテッド航空 （アメリカ）	
	※ITAエアウェイズ （2026年より）	

　先ほど、基本的にマイルは飛行距離で貯まるとお話ししましたが、「フライトマイル」や「搭乗マイル」は、区間距離だけでなく、利用運賃、利用クラスに応じて貯まるため、ビジネスクラスやファーストクラスによる長距離フライトであれば、一度の利用でもたくさんのマイルを貯められます。貯まったマイルは次の航空券の予約に使えますから、旅行や出張などで飛行機に乗る機会が多い方には有効です。

　また、航空機の搭乗以外でマイルを貯める方法もあります。**マイルは、日用品や食品などの日常的な買い物をはじめ**、レストランやホテル

Section 1 クレジットカードとマイルの基礎知識 ////////

などのサービスをクレジットカードで支払うことで、**貯めることができる**のです。航空会社と連携したホテルや飲食店、レンタカー、オプショナルツアーなどを利用すると、マイルが効率よく貯まる仕組みがあります。また、実店舗でのクレジット決済だけでなく、各航空会社が運営するショッピングサイト「マイレージモール」を利用すると、利用代金に応じたマイルが貯まります。

　これらの方法なら、飛行機に乗る機会が低い方でも、マイルが付与されるカードで日常生活にかかる費用を決済することで、航空券と交換できるほどのマイルを貯めることも可能になるのです。また、**マイルが直接貯まるカードでなくても、クレジットカード会社独自のポイントをマイルに交換できる**カードも少なくありません。クレジットカード会社独自のポイントをマイルに交換する方法なら、ANA でも JAL でも海外の航空会社でも、乗りたい航空会社のマイルに交換可能です。ただし、クレジットカードのポイントをマイルに交換する場合、そのカードの還元率によって獲得できるマイルが異なることに注意が必要です。還元率が高いカードでは1.50％以上、カードによっては0.50％もないこともあるので、各カード会社の利用条件やご自身のカードの還元率を一度確認してみましょう。

純粋Amex※	JAL　1P → 0.4マイル
	ANA　1P → 1マイル
	（年間4万まで）
純粋ダイナース※※	JAL　1P → 0.4マイル
	ANA　1P → 1マイル
	（年間4万まで）

※ アメックス、メンバーシップ・リワード・プラス（年間参加費3,300円）への加入が必要
※※ ダイナースクラブ、グローバルマイレージ（年会費6,000円）への加入が必要、プラチナカードは無料・自動付帯

JCOPY 498-14862

5. 貯まったマイルはどう使えるの？

　私が、貯まったマイルの使い方で最もお得だと思うのは、**貯めたマイルを国内線や国際線の「特典航空券」に交換**することです。「特典航空券」とは、貯まったマイルと交換できる航空券、マイルを貯めた人だけが手に入れられるチケットです。JAL の場合は片道 6,000 マイルから、ANA の場合は片道 5,000 マイルから交換できます。路線ごと、シーズンやキャンペーンによって必要なマイル数は変わります。

　皆さんも、お友達やお知り合いから「特典航空券はお得」という話を聞いたことがあるのではないでしょうか？　何がお得かと言えば、**円換算をすると通常の航空券より圧倒的に安い**のです。通常 1 マイルを後述する電子マネー等に交換すると、1 マイルは平均 1.5 円で利用することになりますが、特典航空券に交換すると、1 マイルが 2 円、もしくはそれ以上の価値で利用できる可能性があります。つまり通常の支払いの半額以下で飛行機に乗れることが可能になります。

　国際線の航空券と交換する場合は国内線より還元率がさらに高く、10 倍の価値になることもあります。例えば、ANA ビジネスクラスを使って日本からニューヨークへ行く場合、2024 年 12 月現在では、ローシーズンであれば往復 100,000 マイル、レギュラーシーズンでは往復 105,000 マイル、ハイシーズンで往復 110,000 マイルです。普通に航空券を購入すると、シーズンや曜日によって変動しますが、約 100 万円（2024 年 10 月）ほど。つまり、**1 マイルは、ローシーズンで 10 円、ハイシーズンでも 9 円の価値がある**のです。しかも、住居に近い空港から、ニューヨーク便が出発する羽田まで国内線を利用しても必要マイルは基本同じです。また、ほとんどの航空会社は、マイルを使って第 2 親等以内の家族や配偶者のチケットを手配することができます。外資系の航空会社では、家族でなくても利用可能のところもあります。ご自身が忙しくて行けなくても、社員や奥様の日頃の労を労うためにプレゼントということも可能です。なお、特典航空券は、天候その

Section 1 クレジットカードとマイルの基礎知識

他のアクシデントで飛行機に遅延や欠航が発生した場合は、振り替え（ただし、一定のルールあり）やマイルの払戻しをしていただけます。

マイルの使い方の二つ目は、国際線で、**マイルを使って座席のグレードアップをすること**です。マイルを使えば、航空券の種類によってはエコノミークラスからビジネスクラス、ビジネスクラスからファーストクラスのように、座席をアップグレードできますから、より快適な旅が楽しめます。すでに予約しているフライトに対してアップグレードすることも可能ですし、新たにマイルを特典航空券に交換する際にアップグレードオプションを選ぶこともできます。

また、逆に貯まったマイルを航空会社で使える電子マネーに変えることも可能です。**JALなら「e JALポイント」、ANAなら「ANA SKYコイン」**と呼ばれます。このポイントは、航空券の購入やツアー代金の支払いに利用できます。マイルと似ていますが、航空会社のポイントは1ポイントから支払いに利用できるのが特徴です。マイルで特典航空券と交換する場合は、6,000マイルからとかいうように、指定されたマイル数以上を持っていないと予約ができませんが、電子マネーなら「航空券代の一部をポイントで支払い、足りない分はほかの支払い方法で」という選択ができます。また、特典航空券はマイルに加算されませんので、**短い距離の国内線はポイントを利用して航空券を買ってマイルを貯め、貯まったマイルで国際線の特典航空券を手配する**ほうがお得な場合もあります。

そのほか、貯まったマイルをコンビニなどで利用できる電子マネーや他社ポイント、ギフト券に交換できます「マイルを貯めたけど、飛行機に乗る機会がない」「もうすぐマイルの有効期限が切れてしまう」といったときには、無駄にしないために覚えておきたいところです。

498-14862

6. 特典航空券の利用方法

（1）必要最低マイル

　　皆さんが比較的利用されるであろう JAL と ANA の特典航空券について少し詳しくお話したいと思います。**国内線の場合、JAL では A（短距離路線）から G（長距離路線）まで 7 つのゾーンがあり、区間ごとに必要なマイル数が設定されています。**必要最低マイル数は、2024 年 10 月現在で、直行旅程 / 片道 /1 区間の場合、A ゾーンは普通席で 4,000 マイル、クラス J で 5,000 マイルから、G ゾーンは普通席で 1 万マイル、クラス J で 1 万 3,000 マイルです。

　　ANA の場合は、ローシーズン、レギュラーシーズン、ハイシーズンによる区分があり、加えて 1 区間ごとの必要マイル数が 4 段階設定されているので、利用したいシーズンと行先で必要マイル数が決まります。交換できる必要最低マイル数は片道 5,000 マイル（2024 年 10 月 27 日以降 6,000 マイル）で、「エコノミー」のみ予約可能です。

　　ちなみに、レギュラーシーズンでの「東京→大阪」片道の必要マイル数は、JAL、ANA ともに 6,000 マイルです。

　　次に国際線の場合、**JAL は片道 7,500 マイルから、往復 1 万 5,000 マイルからの予約が可能で、**路線やクラスによってマイル数が決まります。座席は「エコノミークラス」から「ファーストクラス」まで予約でき、通常、クラスが上がるほど必要マイル数が多くなります。

　　ANA の場合は、片道での利用ができません。往復 1 万 2,000 マイルからの予約が可能です。また、座席は、「エコノミー」から「ファーストクラス」までの全席が対象で、出発地・目的地のゾーンやシーズン、搭乗クラスごとにマイル数が決まります。Web サイトには「シーズン・必要マイルチャート」が掲載されています。

　　また、マイルチャート等は改定されることが少なくないので、その度チェックをする必要があります。

Section 1　クレジットカードとマイルの基礎知識

（2）予約制限期間

　　特典航空券は予約できる期間が決まっています。さらに予約できない期間（＝ブラックアウト）が設定される場合もあるので、旅行を思い立ったら、航空会社の Web サイトをチェックしておく必要があります。

　　例えば JAL の場合、国内線は搭乗日の 360 日前の 0 時 00 分から搭乗日前日まで、予約が申し込めます。ただし、復路が 360 日より前の場合は、往復で予約できないので注意が必要です。

　　国際線も、搭乗日の前日から数えて 360 日前の日本時間 0 時 00 分から予約ができます。こちらも往復ともに申込日から 360 日以内の旅程でなければなりません。旅行予定のある方は予約できない期間を時々チェックすることが必要です。

（3）変更やキャンセル

　　JAL は国内線も国際線も特典航空券の予約変更ができません。予約を変更したい場合は、キャンセル・払い戻しの手続を経て、再度予約する必要があります。

　　また、国内線、国際線ともに未使用の特典航空券のみ払い戻しが可能です。払戻手数料は 1 特典・1 名につき 3,100 円（税込）です。マイル口座から差し引かれるのではなく、カード払いになる点に注意しましょう。

　　ANA の予約の変更は ANA Web サイトの会員ページから行います。国内線・国際線ともに、変更できるのは「搭乗日」と「便名（同区間）」で、搭乗者・予約クラス・区間などは変更できません。

　　国内線の変更期限は、変更希望便出発日の前日まで、かつ元の予約便の出発前までです。国際線は、予約済みの便の出発前で、かつ搭乗希望便出発の 24 時間前までです。ANA Web サイトから変更できない場合は、ANA の電話窓口に問い合わせます。

JCOPY 498-14862

95

なお、国内線・国際線ともに、未使用の特典航空券はキャンセルによる払い戻しができます。マイルは払い戻されますが、1名につき3,000マイルの払い戻し手数料が差し引かれる点に注意が必要です。予約便の出発前までにANA電話窓口に連絡が必要です。いずれにしても**通常の有償航空券よりも直前まで変更・キャンセルが可能**です。人の命を預かり、お忙しいドクターの皆さんは、予約時に本当に行けるのかという心配も頭をよぎるのではないでしょうか？　直前での変更・キャンセルができるのは、心理的な負担が下がりますよね。

(4) 家族の特典利用

JALでは会員本人のほかに、会員の配偶者・会員の2親等以内の親族・兄弟姉妹とその配偶者も特典が利用できます。会員と異なる名字の場合、会員との間柄を示す証明書類の提出が必要な場合もあります。特典への交換は、利用者ではなく、会員が申し込みます。幼児（3歳未満）で座席を利用しない場合は、マイルは不要ですが、座席を使用するときは、同伴者が同じ特典種別を利用する場合に限り、**大人の必要マイル数の10%**で利用できます。3歳以上12歳未満のお子さんは大人と同じマイル数が必要です。

ANAの特典航空券は、会員の配偶者・同性パートナー・2親等以内の家族が利用できます。利用の際は、会員専用ページにて「特典利用者登録」を行います。利用者の登録は最大10名までで、登録時は続柄を証明できる書類の提出が必要になることがあるため、事前に準備しておく必要があります。

また、3歳未満の幼児が特典航空券を利用する場合、大人と同じマイル数を利用すれば、生後8日以上から座席が確保できます。そのほか、小児運賃で航空券を購入するか、大人1人につき1名まで大人のひざの上に乗せることで、無料で同じ便への搭乗が可能です。なお、3歳以上12歳未満のお子さんは、大人と同じマイル数が必要です。

（5） マイルの有効期限

　　JAL マイルの有効期限は 3 年間です。せっかく貯まったマイルも忙しくて使えなかった……そんなときは、「e JAL ポイント」に交換することができます。e JAL ポイントの有効期限は 1 年間（交換月の 1 年後の月末）ですが、追加で交換をするたびに残高ポイントの有効期限が更新されます。つまり、こまめに追加交換をすれば、貯めたマイルは実質無期限で使えるということです。また、このポイントは、燃油サーチャージの支払いに 1 ポイント単位で使えるので便利です。

　　通常は「5,000 マイル＝5,000 ポイント（5,000 円相当）」に換算されますが、1 万マイルを交換した場合はレートが上がり、1 万 5,000 ポイントが獲得できます。

　　ANA マイルの有効期限も 3 年間です。マイルの有効期限が切れそうなときは、航空券の予約や旅行関連商品の購入に使える「ANA SKY コイン」に交換するのがおすすめです。ANA SKY コインの有効期限も 1 年間（交換月の 1 年後の月末）です。

　　基本的には「1 マイル＝1 コイン（1 倍）」ですが、1 万マイル以上を交換すると「会員のステータス」や「ANA カードの種類」によって 1 マイル当たりの価値が変わります。たとえば、ブロンズサービスメンバーで、かつ ANA カード（一般）を所持している場合、1 万マイルが 1 万 2,000 コインに換算されます。また、1 マイル単位でコインに交換でき、10 コイン単位で利用が可能です。

（6） 困った！　特典航空券が取れない

　　特典航空券を手配しようとしたとき、予約が取れないという声が近頃多く聞かれるようになりました。その原因には、次のようなことが考えられます。

(A) 需要の高さ

特典航空券は一定数しか用意されていないため、ハイシーズンや新型コロナ感染症が一段落して空港の特別警戒が解け、皆さんが一斉に海外旅行を再開したことで競争が激しくなって、取得が難しいと考えられます。

(B) 予約のタイミング

特典航空券は一般的に先着順であったり、予約が可能になる特定の期間内に取得する必要があります。適切なタイミングで予約しないと、取れないことが多々あります。

(C) 会員ランク

いつも利用している上顧客会員のほうが特典が得られやすいです（特に ANA）。

(D) 制約や条件の不足

特典航空券の利用には特定の条件や制約があるので、それらを満たしていない場合は、特典航空券を取得できないことがあります。

(E) 目的地や日程の制約

特典航空券は特定の条件下での利用が求められることがあり、希望する目的地や日程が制限されることがあります。

なお、航空会社ごとに取得条件や仕組みが異なるため、具体的な理由は航空会社のポリシーに依存します。

「なんだ、それじゃ意味ないじゃないの！」そう思った方もいらっしゃるでしょう。しかし、方法によってはピークシーズンでも**特典航空券が取れる可能性**があります。§2でお話ししますので、お待ちください。

Section 2 快適でお得な旅をするためのテクニック

　§1でクレジットカードやマイルについての基本をお話ししました。これからはよりお得で快適な旅行を楽しむためのお話をしたいと思います。

A. 旅をするならこのカード

1. Marriott Bonvoy® American Express®ってどんなカード?

　クレジットカードにはそれぞれ特色があって、受けられるサービスやメリットが異なることがご理解いただけたと思いますので、「旅行を楽しむことを目的にカードをつくるならこのカード」という**特にお勧めしたいクレジットカード**を紹介したいと思います。

　皆さん、海外旅行を計画したとき、何を真っ先に思い浮かべるでしょうか？　おそらく、ほとんどの方が目的地までの**航空チケット**と**ホテル**のことではないかと思います。実は、そのどちらにおいても威力を発揮するクレジットカードがあるのです。それが、「Marriott Bonvoy® American Express®」カードです。

　前身は「Starwood Preferred Gest® American Express® (spg.)」カードで、シェラトンホテルやウェスティンホテルなどが参加してい

たホテルチェーン「スターウッド・ホテルズ＆リゾーツ・ワールドワイド」が発行していたクレジットカードです。「スターウッド・ホテルズ＆リゾーツ・ワールドワイド」は、2019年にマリオット、ザ・リッツカールトン、スターウッドが統合して「Marriott Bonvoy®」という世界的な大型ホテルグループをつくった際にその傘下に入りました。その「Marriott Bonvoy®」が、旅行向けに発行したカードが「Marriott Bonvoy® American Express®（以下、Marriott Bonvoy® Amex）」カード、

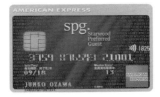

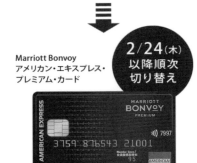

📍 Marriott Bonvoy® Amexカード

spg.カードは2022年2月から、順次Marriott Bonvoy® Amexへ移行中です。

　Marriott Bonvoy®は、米国メリーランド州に本社がある世界最大のホテルチェーン、マリオット・インターナショナルが、2019年2月、「旅が世界の人々を豊かにし、世界を豊かにする力を持っている」という理念のもとにつくった新しいロイヤリティプログラムです。フランス語のBon Voyage（ボン・ヴォヤージュ）という旅立つ人に言う挨拶に由来すると言われ、「よい旅を」という意味を込めているようです。

　英語版のMarriott Bonvoy®の公式ホームページには、次のような

記述があります。

> Marriott Bonvoy means good travel
> — this idea guides everything that we do. That's why we're creating a world of travel opportunities, centered on you.

　訳すと「Marriott Bonvoy はよい旅を意味します　—　この考えが私たちのすることのすべてを導いています。だからこそ、私たちはあなたを中心にした旅行の機会の世界を創造しているのです」でしょうか？

　そんな Marriott Bonvoy® は、世界 133 の国で展開し、**世界で約8,700、日本では 111 のホテル**（2024 年 10 月現在）が参加しています。また、会員は世界で 1.5 億人以上といわれています。会員になると、**世界各国にある有名ホテルに割引価格で宿泊**（宿泊実績によっては**無料宿泊**も）ができたり、客室の無料アップグレードなどの特典を利用することができるほか、発行するクレジットカードの利用で貯まったポイントを航空会社のアライアンスを越えて、つまり**いろいろな航空会社のマイルに交換して特典航空券を予約することができます。**いかがでしょう？　旅をするなら Marriott Bonvoy® が発行するクレジットカードをお勧めする理由が分かり始めてきたのではないでしょうか？　でも、これはまだ序の口、まだまだこれからです。

　Marriott Bonvoy® が国際ブランド Amex と提携して発行しているクレジットカードが **Marriott Bonvoy® Amex** カードで、プレミアムでは **100 円につき 3 ポイント**、スタンダードでも **100 円で 2 ポイント**とポイント還元率の高いカードです。生活費から公共料金、税金、これらすべてをこのカードで支払うことで、知らず知らずに多くのポイン

トが貯まります。

さらに Marriott Bonvoy® に参加のホテルでのカード利用なら、プレミアムで還元率18.5%（100円につき18.5ポイント）という高還元率になるケースもありますので、一気に大量のポイントを獲得することも可能になるのです。実際には、プレミアム1ドル＝3ポイント、スタンダードで1ドル＝2ポイントなので、円安の現在（2024年10月）は、還元率はもう少し低くなります。

また、Marriott Bonvoy® Amex が提供するポイントシステムはかなり独自で、これから詳しくお話ししますが、ポイントを利用して世界中さまざまな航空会社の特典航空券が予約できたり、特典として世界中のマリオット系列のハイクラスホテル無料宿泊券が付与されたり、とにかく旅行するには一押しの1枚なのです。

2. Marriott Bonvoy® Amex の年会費とポイント制度

ポイントを貯めるには、生活費・公共料金・税金などすべての決済はこのカードを利用することと、Marriott Bonvoy® 参加ホテルを利用するのが効率的です。また、このカードでポイントを購入したり、ギフトとしてポイントを送ったり受け取ったりできますが、この制度は、

📍 Marriott Bonvoy® Amexのタイプと違い

	スタンダード	プレミアム
年会費	23,100円（税込み）	49,500円（税込み）
家族カード	1枚目無料 （2枚目～ 11,550円）	1枚目無料 （2枚目～ 24,750円）
ステータス付与	シルバー （年間100万決済でゴールド）	ゴールド （年間400万決済でプラチナ）
参加ホテル宿泊利用での ポイント付与	100円で4ポイント	100円で6ポイント
上記以外のカード利用での ポイント付与	100円で2ポイント	100円で3ポイント

Section 2 快適でお得な旅をするためのテクニック ///////

ほかのクレジットカードではあまり見られない制度です。タイプはスタンダードカードとプレミアムカード、それぞれの年会費とポイント付与についてみていきましょう（前頁表参照）。

　Marriott Bonvoy® Amex の**スタンダードカード**の年会費は税込みで 23,100 円、**プレミアムカード**は 49,500 円です。家族カードに関しては、1 枚目はどちらも無料、2 枚目からは 1 枚につきスタンダードで＋11,500 円、プレミアムで＋24,750 円です。「ほかのクレジットカードに比べて高いな」と感じる方も多いと思いますが、ポイント付与や後で説明する付帯する特典を考えると、決して高くはなく、十分元は取れるカードと思っています。ちなみに、クレジットカードを作らず Marriott Bonvoy®の会員自体になることは無料です。

　また、Marriott Bonvoy® 会員にはステータスがあり、通常ステータスを獲得するには、それなりに宿泊数を積む必要がありますが、Marriott Bonvoy® Amex カードを持つことで、自動的にスタンダードで「**シルバー**」、プレミアムで「**ゴールド**」の資格が与えられます。このステータスは、スタンダードの場合、年間 100 万円のカード利用で「ゴールド」に、**プレミアムでは年間 400 万円のカード利用で「プラチナ」**へとランクアップします。スタンダード会員は、無料 WiFi、通常料金から 2 ～ 5%OFF、会員限定セール、モバイルチェックインとモバイルキーといった特典が受けられますが、「シルバー」になると、それらに加えて、1 滞在ごとに 10%のボーナスポイント、優先レイトチェックアウト、完全予約保証の特典が付帯します。さらに、「ゴールド」になると、滞在ごとに 25%のボーナスポイント、部屋のアップグレード、14 時までのレイトチェックアウト、ホテル到着時に 250 または 500 ポイントのギフト、高速インターネットの利用無料、ゴールドエリート会員専用デスクの使用などの特典がさらにプラスされます。

後編　旅のプロが指南するリッチなドクターこそできるお得で快適な旅

📍 Marriott Bonvoy® ステータス一覧

特典	シルバーエリート (10 ～ 25泊/年)	ゴールドエリート (25 ～ 49泊/年)	プラチナエリート (50 ～ 74泊/年)	プラチナチタン エリート (75 ～ 99泊/年)	プラチナプレミアエリート アンバサダー (100泊/年+23,000米ドルの利用)
ポイントボーナス	10%ボーナス	25%ボーナス	50%ボーナス	75%ボーナス	75%ボーナス
優先レイトチェック アウト（状況により使えないこともあり）	×	午後2時	午後4時	午後4時	午後4時
ホテルのウエルカムギフト（ブランドにより異なる）	×	ポイント	ポイント、朝食オファー又はアメニティ	ポイント、朝食オファー又はアメニティ	ポイント、朝食オファー又はアメニティ
より望ましい客室へのアップグレード（利用できない場合あり）	×	有	一部スイート含む	一部スイート含む	一部スイート含む
ランジへのアクセス	×	×	有	有	有
客室タイプの保障	×	×	有	有	有

つまり、ステータスが上がれば上がるほど、上級なおもてなしが受けられるようになります。なお、更新時には自動的にステータスも移行します。

次にポイント付与についてお話しします。Marriott Bonvoy®参加ホテルの宿泊利用で、スタンダードは100円で4ポイント、プレミアムは6ポイントと高還元率、多くのポイントが貯まります。また、日常のショッピングなどその他のカード利用でも、スタンダードは100円で2ポイント、プレミアムで3ポイント、他のカードよりポイント還元率が高いです。

ですが、**ポイントが付与されない決済**もあります。電子マネーへのチャージ、国境なき医師団、国際連合世界食糧計画、セーブ・ザ・チルドレン・ジャパンなどへの寄付、NHK 受信料などへの入金はポイントが付与されません（詳しくは次頁表のとおり）。なお、Marriott Bonvoy® Amex カードの年会費、分割払い手数料もポイント付与対象外です。また、税金や公共料金、Pay 払いなど、ポイントの還元率が下がるものもあります。

ポイントの還元率が下がってしまうのは残念ですが、半分でもプレ

Section 2　快適でお得な旅をするためのテクニック ////////

📍 Marriott Bonvoy® Amexのポイント付与

・参加ホテルでの宿泊
　　スタンダード100円→4ポイント
　　プレミアム100円→6ポイント
・日常のショッピングなど
　　スタンダード100円→2ポイント
　　プレミアム100円→3ポイント
・ポイントが付かない決済：約20種類
　　電子マネーへのチャージ（楽天Edy、モバイルSuica、SMART ICOCA、モバイル
　　　ICOCA、nanaco、Apple Pay、モバイルPASMO、WAONチャージ）
　　寄付（国境なき医師団、国際連合世界食糧計画WFP協会、国連UNHCR協会、セー
　　　ブ・ザ・チルドレン・ジャパン、日本赤十字社、日本ユニセフ協会、プラン・イ
　　　ンターナショナル、Yahoo!ネット募金、ワールド・ビジョン・ジャパン）
　　NHK受信料
　　積立アプリIDAREへの入金
　　カードの年会費
　　分割払い手数料
・ポイントが半分になる決済：約70種類
　　電力会社（10社）
　　ガス会社（22社）
　　水道料金（22地方自治体）
　　国税（300万円以上はポイント付与対象外）・都道府県税など税金
　　国民年金保険料
　　特許申請料
　　Yahoo公金支払い
　　病院や郵便窓口での支払い

　　ミアムなら高還元率というのもこのカードの強みと言えるでしょう。

3. Marriott Bonvoy® Amex の特典制度

　　Marriott Bonvoy® Amex カードは、単にポイントがたくさん貯ま
るだけのカードではありません。まずは、何といっても入会特典、カ
ードをつくってから3カ月間に30万円の決済を行うと、スタンダード
で1万ポイント、プレミアムではなんと3万ポイントが付与されます。

JCOPY 498-14862

105

ひと月当たり 10 万円の決済、普通に使っていれば越えられるハードルですね。これだけで、高いと感じた年会費が無料になったのも同然と言えるのではないでしょうか。なお、これらの特典は、キャンペーンなどで変更されます。ちなみに下表は 2023 年秋のものです。

また、カードの**年間利用額が 150 万円**を超えると、クレジットカードの更新時の特典として **1 泊分の無料宿泊特典**が進呈されます。この特典は、Marriott Bonvoy®参加ホテルで、スタンダードで 3 万 5,000 ポイント以下、プレミアムで 5 万ポイント以下で利用できるお部屋が無料で利用できるというものです（一部のホテルでは別途リゾート料金が適用されることがあります）。具体的にいうと、関東ではウェスティン東京＆さくらタワー（品川）、関西ではマリオット大阪（あべのハルカス）＆セントレジスなどが、無料で泊まれる可能性があります。つまり年会費の元が取れる可能性が高いです。年間利用額 150 万円、皆さんならさほど厳しい条件と言えないのではないでしょうか。

Marriott Bonvoy®に入会した後、系列のホテルに何泊泊まったかを**エリートナイトクレジット**と言いますが、カード入会時、カード更新時に、スタンダードで 5 泊分、プラチナで 15 泊分のエリートナイト

📍 Marriott Bonvoy®の入会・更新特典

	スタンダード	プレミアム
入会特典（3カ月以内）	30万円利用で1万ポイント	30万円利用で3万ポイント
無料宿泊特典（更新時）	3万5,000ポイント （年間150万円以上利用）	5万ポイント （年間150万円以上利用）
エリートナイトクレジット **宿泊実績**（更新時）	5泊分付与	15泊分付与
プロパティクレジット	（ザ・リッツ・カールトンorセントレジスホテルに2連泊以上滞在で）100米ドル	（ザ・リッツ・カールトンor セントレジスホテルに2連泊以上滞在で）100米ドル

※入会特典ポイントは都度変わります

クレジットがプレゼントされます（実際の加算は入会更新月から2カ月後）。このカウント数によって、会員ステータスのランクアップが図れます。

　もう一つの特典として、ザ・リッツ・カールトンまたはセントレジスホテルに2連泊以上滞在すると、ホテル施設利用時の支払いに利用できる100米ドルのプロパティクレジットが進呈されます。この**プロパティクレジットは、レストランなどホテルの施設で利用**できます。

　ここまで、いかがでしょうか？　クレジット決済にこのカードを使ってポイントを貯めるだけで、世界中に名の通った高級ホテルに宿泊するのも夢ではなくなることが見えてきませんか？

4. Marriott Bonvoy® Amex に付与されるサービスなど

　Marriott Bonvoy® Amex カードは、旅行に強いカードとお話ししてきましたが、実は、**付与されるサービスの内容もかなり充実**しています。帰国後、**スーツケース1個がご自宅まで無料で配送**してもらえるのは嬉しいサービスだと思います。スタンダードでは、成田、中部、関西の3つの国際空港が、プレミアムでは、3つの国際空港に加えて羽田空港がその対象です。

　Marriott Bonvoy® Amex カードに付帯する海外旅行保険の特徴は、旅行予約時に**カードで決済して補償される利用付帯**と**カードを持っているだけで保証される自動付帯**で補償内容が異なることと、カードを持っている人の**家族や家族カード会員とその家族も補償の対象**であることです。

　また、海外旅行あるあるの**携行品の損害も補償**されています。対象は、カメラや貴金属、衣類などの身の回り品（残念ながら現金や小切手は対象外です）で、それら**一つに対して10万円**（免責金額3,000円）、**1旅行当たり50万円**まで、**年間限度額100万円**の範囲で補償されま

後編　旅のプロが指南するリッチなドクターこそできるお得で快適な旅

📍 Marriott Bonvoy® Amexカードの付帯サービス

	スタンダード	プレミアム
復路の手荷物無料宅配	スーツケース1個 （対象空港：成田国際空港 中部国際空港 関西国際空港）	スーツケース1個 （対象空港：成田国際空港 中部国際空港 関西国際空港 羽田空港）
海外旅行傷害保険 （利用付帯の場合）	最高3,000万円	最高1億円
国内旅行傷害保険	最高2,000万円	最高5,000万円
ショッピングプロテクション	最高200万円まで補償	最高500万円まで補償
オンラインプロテクション	○	○
キャンセルプロテクション	×	○（10万円まで）
リターンプロテクション	×	○（最高3万円相当）
スマートフォンホプロテクション	×	○（最大3万円）

す。また、もしパスポートを紛失してしまった場合も、再取得費用や現地領事館までの交通費などの費用に対して5万円を限度に補償されるのも旅行者にとって頼りになると思います。

　次に、いくつかのプロテクションについてご説明します。Marriott Bonvoy® Amexカード決済で購入した商品が、盗難されたり破損した場合に一定の条件のもとで受けられる補償がショッピングプロテクションです。スタンダードで年間200万円まで、プレミアムで年間500万円までとなっています。

　オンラインプロテクションは、安心してオンラインショッピングが楽しめるAmexのサービスです。オンラインショッピングでMarriott Bonvoy® Amexカードの不正利用があった場合はその損害が補償されます。

　キャンセルプロテクションは、Marriott Bonvoy® Amexプレミアムカードで予約購入した海外旅行やコンサートなどに病気やケガなどで急に行けなくなった場合、発生するキャンセル費用（最高10万円ま

で）を補償してくれるものです。

また、Marriott Bonvoy® Amex プレミアムカードを使って購入した商品の返品を、購入店が受け付けてくれない場合、その費用を補填してくれるのが、**リターンプロテクション**です。海外などでは、商品に不備があってもなかなか返品が難しく泣き寝入りすることも珍しくないため、ありがたい補償です。

また、プレミアムカードに付帯している**スマートフォンプロテクション**は、spg. カードにはなかったプロテクションで、持っているスマートフォンが、火災、水濡れ、事故などで破損した場合や盗難にあった場合、修理代金などを最大3万円まで補償してくれます。

以上のように、Marriott Bonvoy® Amex カードには、さまざまな保険が付帯しています。海外旅行保険が付帯しているクレジットカードは他にもありますが、Marriott Bonvoy® Amex カードの補償内容は一番と言っても過言ではありません。海外旅行の際に、一般の**海外旅行保険に別途加入しなくてもすむのがこのカード**なのではないでしょうか。

次に、私の旅が格段にグレードアップした Marriott Bonvoy® Amex カードと皆さんもご存じのカードと比較してみたいと思います（次頁図参照）。

仮に200万円をクレジットカード決済したとしましょう。楽天カードの場合、楽天ポイントが2万ポイントつくのは、皆さんもご存じのとおりです。このポイントは、通常2万円分の金券としてショッピングなどに使えます。還元率は1%ということになります。

次に、プロパーカードである純粋 Amex カードを見てみましょう。ここで貯まった2万ポイントは、為替レートによりますが、5,000～6,000円の金券あるいは、ビール350㎖缶24本（約5,000円相当）、商

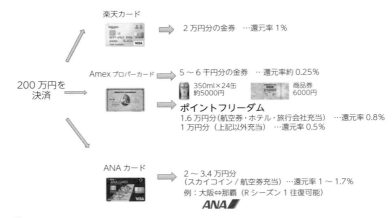

クレジットカードで200万円決済

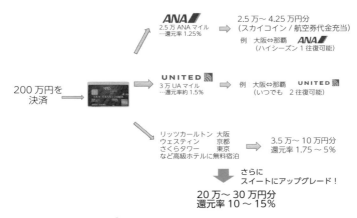

Marriott Bonvoy® Amexカードで200万円決済

品券 6,000 円と交換できます。還元率は約 0.25％です。また、Amex プロパーカードには「ポイントフリーダム」という支払った支出一つひとつに対して、ポイント払いできるプログラムがあります。これを利用して航空券を購入すると 2 万ポイントが 1 万 6,000 円として航空券の購入代金に充てられます（還元率 0.8％）。また、ホテルや旅行会社への支払いも 2 万ポイントが 1 万 6,000 円として（還元率 0.8％）、そ

れ以外は2万ポイントは1万円（還元率0.5%）として使えます。

皆さんは航空券を買うなら航空会社が発行しているカードが有利と思われるかもしれません。**ANAカード**の例を見てみましょう。ANAカードは、通常、ANAマイルプラス加盟店でのカード決済で100円で1 ANAマイル貯まります。貯まったマイルを「スカイコイン」に交換して使うのが最も効率的な方法なのですが、2万 ANAマイルが2万〜3万4,000円相当のスカイコインに交換でき、ANAの特典航空券予約に使えます（還元率1〜1.7%）。これは、例を挙げれば、**ANAのオフシーズンの羽田〜那覇往復航空券**に相当します。

では、Marriott Bonvoy® Amexカードの場合はどうなのでしょう？　仮にプレミアムカードを使っているとして見ていきましょう。100円で3ポイント貯まることはご記憶にあると思います。つまり、**200万円の決済**をすると**6万Marriottポイント**が貯まります。このポイントをANAマイルに交換すると2万5,000 ANAマイル、これをスカイコインに交換すると2万5,000〜4万2,500円分の航空券代金に充てられます。これならオフシーズンでなくても羽田〜那覇往復航空券が取れそうですね。

さらに、Marriottポイントは、実はさまざまな航空会社のマイルと交換できるのです。詳しくは「ポイントの使い方」「コツ」のところでお話ししますが、ANAの航空券はアライアンスの同じ**ユナイテッド航空経由**で予約することもできます。すると、マイル還元率は航空会社ごとに違いますので、6万Marriottポイントは3万UAマイル（還元率1.5%）になります。また、必要マイル数も航空会社ごとに違いますので、それを合わせると、**大阪〜那覇往復航空券がいつでも2往復可能**となります。

次に、6万Marriottポイントを参加ホテルの宿泊代金に充てる場合も見てみます。皆さんご存じの超高級ホテル、ザ・リッツ・カールトン大阪、ウェスティン都ホテル京都、ザ・さくらタワー東京などに無

料で宿泊できることになります。これらのホテルの利用代金は1泊3万5,000 〜 10万円、還元率は1.75 〜 5%になります。さらに、Marriott Bonvoy®会員ならではのメリットとして、予約した部屋のアップグレードが図れるのです。方法は、後程お話ししますが、1泊20万〜30万円のスイートルームにアップグレードすることも不可能ではありません。なんと、その場合は還元率は10 〜 15%になります。

いずれにしても、ご自分の持っているクレジットカードのポイント制度や特典をよく理解している方は少ないと思います。これを機会に、確認してみてはいかがでしょうか？　カード発行会社は、利用者を増やすために、それぞれ特典を設け、他と差別化を図り、強みを持っています。皆さんがお持ちのカードにも、今まで知らなくて損した……という特典が付帯しているかもしれません。

B. Marriott Bonvoy® Amex ポイントの貯め方

ポイントの貯め方には、おおよそ、① Marriott Bonvoy®参加ホテルの利用で貯める、② 通常のショッピングなどで貯める、③ 紹介プログラムで貯める、④ ポイントを購入する、⑤ キャンペーンでポイントを貯める……の 5 つの方法があります。

前編で梅岡先生が、「ドクターが旅行をするには、院長がクリニックを空けられる体制を準備することが必要」とお話ししていたと思いますが、**快適でお得な旅をするにもその準備が必要**です。それは、**クレジットカードのポイントを貯めること**、これなくして、お得に快適で優雅な旅行は手に入れられません。ここからは、Marriott Bonvoy® Amex カードの 5 つのポイントの貯め方をお話ししていきたいと思います。

Section 2 快適でお得な旅をするためのテクニック

(1) Marriott Bonvoy® 参加ホテルの利用で貯める

　ポイント制度のところでお話ししたとおり、参加ホテルを利用することで、スタンダードで 100 円 4 ポイント、プレミアムで 100 円 6 ポイントと、最も効率的にポイントを貯められます。今後も参加ホテルの開業が見込まれていることから、ますます利用する機会は増えるのではないでしょうか。

　また、参加ホテルの利用は、特典としてボーナスポイントの獲得もできます。Marriott Bonvoy®会員になっただけでは、ボーナスポイントは 1 米ドル利用ごとに 10 ポイントですが、Marriott Bonvoy® Amex を持つことで得られたステータスはスタンダードで「シルバー」ですから、与えられるボーナスポイントは＋10％、100 円で 11 ポイントになります。さらに、プレミアムを持てばステータスは「ゴールド」でしたね。ボーナスポイントは＋25％、100 円で 12.5 ポイントが加算されます。ただし、サービス料と消費税はボーナスポイントの対象外です。付与される**ボーナスポイントは、サービス料や消費税を含まない料金**に加算されます。例えば、宿泊料金が 5 万円でサービス料が 10％の場合、消費税 10％を含めると支払金額は 6 万 500 円です。Marriott Bonvoy® Amex のポイントは、支払額合計の 6 万 500 円に対して加算されますが、ボーナスポイントの対象は宿泊料金の 5 万円に対してです。そこで、Marriott Bonvoy® Amex を Marriott Bonvoy®参加ホテルとそのレストランで利用した場合のポイント還元率は、各ホテルのサービス料によって多少変動します。

(2) 通常のショッピングなどで貯める

　日常のショッピングや公共料金や税などを Marriott Bonvoy® Amex で決済することで、スタンダードの利用で 100 円 2 ポイント、プレミアムの利用で 100 円 3 ポイントが貯まることはご承知のとおりです。還元率が低い支払いもあることもお話ししましたね。

JCOPY 498-14862

後編　旅のプロが指南するリッチなドクターこそできるお得で快適な旅

ここで一つ加えたいのは、専用のETCカードの発行を受けることです。最初、発行手数料935円（税込）がかかりますが、年会費は無料です。高速道路の料金支払いでも100円利用ごとにスタンダードで2ポイント、プレミアムで3ポイント貯まります。お忙しい皆さんは、車での移動の際に高速道路を使うことも少なくないと思います。東京や大阪にお住まいでしたら尚更かもしれません。もし、Marriott Bonvoy® Amex を新たに検討される方がいらしたら、その際は、是非、ETCカードの発行も一緒にどうぞ！

(3) 紹介プログラムで貯める

Amex は、紹介プログラムといって、既存の会員がカードを紹介すると**1人紹介するごとにポイントを獲得**できるプログラムを提供しています。Marriott Bonvoy® Amex カードの場合1人紹介するごとに5,000マリオットポイントを獲得できます。

なお、紹介を受けた会員は、カードを利用し一定の条件を達成するとポイント加算が受けられます。皆さんが、Marriott Bonvoy®会員となって快適な旅行を楽しむようになるとご友人との会話の中で、「どうして、いつも高級ホテルに泊まれるの？」と尋ねられるようになるのではないでしょうか？　そんな時のために覚えていてほしいポイントの貯め方です。

(4) ポイントを購入して貯める

Marriott Bonvoy® Amex のポイントは、公式サイトで購入したりギフトすることも可能です。これも独特のポイント制度だと思うのですが、Marriott Bonvoy® Amex のポイントは、公式サイトで1,000ポイント＝12.5米ドルで、1暦年で10万ポイントまで購入することができるのです。例えば、航空券予約のためにマイルへ交換したいけれど、ポイントが少し足りないとか、あと1,000ポイントでステータスが上

Section 2 快適でお得な旅をするためのテクニック

📍 Marriott Bonvoy® Amexのポイント購入方法

① Marriott Bonvoy®ポイント購入ページへアクセス
↓
② 会員ページにログイン
↓
③ 購入するポイント数を選択
↓
④ 支払い情報を入力

がるという場合、不必要なものを買ったりせずに、ポイントを購入することでポイント加算が図れます。ポイントを使う際の不足分の補填として便利な方法です。

また、ポイントは、自分用として購入することもできますが、他の会員へのギフトとして購入することも可能です。ただし、ポイントの購入は、自分で購入した分とギフトとして受け取った分を合わせて、1年間で10万ポイントが上限となります。

なお、ポイントを安く購入できるキャンペーンが随時実施されます。過去には、年間の購入上限ポイント数が通常の2倍の20万ポイントになる特典もありました。時々チェックしてうまくキャンペーンを活用すれば、かなりお得にポイントを購入することができるのではないでしょうか。

(5) Marriott Bonvoy®のキャンペーンで貯める

Marriott Bonvoy®では、「対象期間内に○○泊すると○○ポイント獲得できる」といった内容のキャンペーンが不定期に実施されています。過去の例を挙げると、2020年3月31日までに、1回の滞在で1,500ポイントを、2回目の滞在でさらに3,000ポイントがもらえるといっ

後編　旅のプロが指南するリッチなドクターこそできるお得で快適な旅

た内容です。時々、Marriott Bonvoy®の Web ページを覗く価値はありそうです。

(6) ポイントの貯まるルートは 2 とおり

　Marriott Bonvoy® ポイントは、2 つのルートで貯まります。その 1 つが Amex のアカウントを経由して貯まるルートです。カード決済と Amex 紹介プログラムのポイントがこのルートです。このルートのポイントは、一度、Amex のアカウント内に蓄積され、月に 1 回、Marriott Bonvoy®のアカウントに移行されます。Amex アカウントに蓄積されたポイントは、まとめて毎月 13 日に Amex アカウントから差し引かれ、16 日に Marriott Bonvoy®アカウントに記帳されます。Marriott Bonvoy®アカウントに記帳されてはじめて利用できるようになるので注意が必要です。

　もう一つのルートは、Marriott Bonvoy®アカウントにダイレクトに貯まるルートです。参加ホテルやレストラン利用時のボーナスポイントとポイント購入で得たポイントはダイレクトに Marriott Bonvoy®アカウントに記帳されます。

　そこで、例えば、プレミアムカード（ゴールドエリート会員）で Marriott Bonvoy®参加ホテルのレストランを利用し Marriott Bonvoy® Amex カードで決済した場合、利用 100 円ごとに加算される 6 ポイント分については Amex アカウントに加算され、ステータス特典として獲得できるボーナス加算 100 円当たり 12.5 ポイントは、Marriott Bonvoy®アカウントに直接加算されます。

(7) Marriott Bonvoy®ポイントは実質無期限で貯められる

　Marriott Bonvoy® アカウントが有効である限り、ポイントに有効期限はありません。ちなみに、Marriott Bonvoy®アカウントが無効とみなされる条件は、過去 2 年以上 Marriott Bonvoy®ポイントの購入、獲

得、交換または移行がない場合とアカウントが既に閉鎖されている場合。つまり、2年に1回100円以上利用すれば、アカウントが無効とはならないわけですから、実質無期限でポイントを貯めることができると考えてよさそうです。

　ここまで、Marriott Bonvoy® Amex カードのメリットばかりお話してきましたが、実は、デメリットもあります。それは Amex という金融ブランドそのものに起因しているのですが、何といっても VISA や Mastercard と比較すると**加盟店が少ないので、海外では使えない店舗**もあります。日本ではほとんどの JCB 加盟店なら利用可能なので、国内では不便に感じるシーンはほとんどありません。しかし、海外では使えない店舗が多い国や地域もあります。大都市や観光地、ホテルや免税売店などでは不便を感じないと思いますが、特に田舎、仮に、レンタカーを借りてアメリカ西海岸から東海岸まで北アメリカを縦断するとしたら、Amex カード1枚だと心許ないと言わざるを得ません。予備に VISA あるいは Mastercard をサブカードとして持っていると安心でしょう。
　また、Amex カードは、**キャッシングができません**。現地通貨を多少持っていく必要もあるでしょう。とはいえ、それらのデメリットをも凌ぐ旅行には最適のカードだと思っています。

C. Marriott Bonvoy® Amex ポイントの使い方

　Marriott Bonvoy® Amex カードで貯めた Marriott Bonvoy® ポイントは、① Marriott Bonvoy® 参加ホテルへの宿泊予約、② 航空会社のマイルへの交換、③ 楽天ポイントなどのポイントと交換、④ Marriott Bonvoy® Moment の利用、⑤ ポイントの譲渡、⑥ ポイントの寄付、⑦ ギフトカードへの交換……などができます。

「旅行へ行こう」がこの本のテーマですし、参加ホテルへの宿泊予約や、マイルへ交換して特典航空券と交換することが貯まったポイントの一番上手な使い方と思いますので、Marriott Bonvoy®参加ホテルでの宿泊予約方法と特典航空券への交換を中心に、一般的なポイントの使い方を紹介します。

1. Marriott Bonvoy®参加ホテルへの宿泊予約

Marriott Bonvoy®会員なら誰でも行っている、最も一般的なポイントの使い方で、貯めたポイントを使えば、ステータスの高い Marriott Bonvoy®参加ホテルに無料で宿泊することも可能です。ただし、ホテルによって宿泊する必要ポイント数が異なりますし、同じホテルでも、ホテルの空き状況やピークシーズンかオフシーズンかによって必要ポイント数が変動する「フレキシブル制度」を取り入れているので、いつ宿泊するかによって必要ポイント数が異なる点に注意が必要です。なお、宿泊予約でのポイントの使い方は、「すべてポイントで宿泊する方法」と「ポイントとキャッシュを組み合わせて使う方法」があります。

ここでは、PC を使ってすべてポイントを利用する場合の利用手順を確認してみましょう。

まずは、

① Marriott Bonvoy®の Web ページから、マイページにログインします。
② 出てくる画面で「目的地」と「日程」「客室数＆人数」を入力して「ホテルを検索」をクリックします（これ以外にも、トップページの一番下の「ポイントを交換」からも入れます）。

Section 2　快適でお得な旅をするためのテクニック

③ 次に「ポイントのみを使う」をクリックします。この時、「ポイント / サーティフィケートの使用」にチェックが入ってるか確認することが重要です。

④「ホテル検索」をクリックします。

⑤ 画面に目的地周辺のホテル情報がいくつか出てきますので、宿泊したいホテルの料金表示右をクリックします。

⑥ 次に「ポイント交換」を選択します。

⑦ 現れた画面で予約内容の最終確認をします。併せて、キャンセル規定は、必ずご確認ください。間違いがなければ「今すぐ予約」をクリックします。これで、予約が完了します。

📍 宿泊予約の利用手順

1. マイページにログイン
　　　↓
2.「目的地」「日程」「客室数＆人数」を入力して「ホテル検索」をクリック
　　　↓
3.「ポイントのみを使う」をクリック「ポイント/サーティフィケートの使用」にチェックがあるか確認
　　　↓
4.「ホテルを検索」をクリック
　　　↓
5. 表示画面の宿泊したいホテルの料金表示右をクリック
　　　↓
6. ポイント交換を選択
　　　↓
7. 予約内容を確認し、間違いがなければ「今すぐご予約」をクリック
　　　↓
　　　予約確定

　なお、**旅行日程が変更可能な場合**は、ホテル検索をする前に、「日付指定なし」を選択することで、**その月の最低必要ポイント**が出てきます。「日程」をクリックすると、カレンダーが出てくるので、一番下の「日程変更可能」にチェックを入れて「完了」をクリックします。次に「ホ

JCOPY　498-14862

119

ザ・リッツ・カールトン大阪

THE RITZ-CARLTON ●●●●● 4.6 1384 レビュー Marriott Bonvoy カテゴリー 7
📍 530-0001大阪府北区梅田2-5-25日本 📞 +81 6-6343-7000 ♡ 保存

日程　変更可能な日程 5月 - 1泊数　客室数＆人数 1ルーム: 2 大人 /室　[編集]

日程の変更可

ポイントの合計はご宿泊中にリクエストいただいたすべてのお部屋に対する宿泊当たりの最低ポイント交換率の合計を表します。ご予約の手続きの途中で、他の特典交換料金が提供されることがあります。ポイントは税抜きおよび税金に適用されます。その他にサービス料金やリゾート料金が加算される場合があります。

‹ 8月 2021 ›

日曜日	月曜日	火曜日	水曜日	木曜日	金曜日	土曜日
1 60,000 (1泊あたり)	2 60,000 (1泊あたり)	3 60,000 (1泊あたり)	4 60,000 (1泊あたり)	5 60,000 (1泊あたり)	6 60,000 (1泊あたり)	7 70,000 (1泊あたり)
8 60,000 (1泊あたり)	9 60,000 (1泊あたり)	10 60,000 (1泊あたり)	11 60,000 (1泊あたり)	12 60,000 (1泊あたり)	13 60,000 (1泊あたり)	14 70,000 (1泊あたり)
15 60,000 (1泊あたり)	16 最低価格 50,000 (1泊あたり)	17 最低価格 50,000 (1泊あたり)	18 最低価格 50,000 (1泊あたり)	19 50,000 (1泊あたり)	20 60,000 (1泊あたり)	21 60,000 (1泊あたり)
22 60,000 (1泊あたり)	23 60,000 (1泊あたり)	24 60,000 (1泊あたり)	25 60,000 (1泊あたり)	26 60,000 (1泊あたり)	27 60,000 (1泊あたり)	28 60,000 (1泊あたり)
29 最低価格 60,000 (1泊あたり)	30 最低価格 50,000 (1泊あたり)	31 最低価格 50,000 (1泊あたり)	1 50,000 (1泊あたり)	2 60,000 (1泊あたり)	3 60,000 (1泊あたり)	4 70,000 (1泊あたり)

テル検索」をクリックすると、宿泊できるホテル一覧の画面が表示されます。そのあとは日にち指定と同様です。この方法で、希望した日にち前後の最低必要ポイントが確認でき、非常に便利な機能です。ホテルによっては、ハイシーズン・ローシーズンによったり、曜日によって、最低必要ポイントと最高必要ポイントの差が3万ポイント近くありますので、うまく日程調整できればお得に宿泊することが可能です。ここでは、PCを使った手順を紹介しましたが、スマホでも同じような手順で予約できます。

　ところで、画面表示された中のどのホテルに泊まったらいいのか、

ちょっと迷いますよね。もちろん一番は、ご自身が以前から一度泊まってみたかったホテルだと思いますが、とくにそれがない場合、貯まったポイントを一番有効に活用するには、「ラグジュアリーホテル」と呼ばれている富裕層をターゲットとしたホテルの中でも最高ランクのホテルを選択し、最高の施設で最高のサービスを受けてみてはいかがでしょう。ちなみに、日本にある Marriott Bonvoy®参加ホテルで「ラグジュアリーホテル」と呼ばれているのは、次の 18 施設です。

ザ・リッツ・カールトン（日光、東京、大阪、京都、沖縄、福岡）
東京エディション（虎ノ門、銀座）
ザ・プリンスギャラリー東京紀尾井町ラグジュアリーコレクションホテル
翠嵐ラグジュアリーコレクションホテル京都
HOTEL THE MITSUI KYOTO ラグジュアリーコレクションホテル＆スパ
イラフSUIラグジュアリーコレクションホテル沖縄宮古
セントレジスホテル大阪
W大阪
JWマリオットホテル奈良
東山ニセコビレッジ・リッツカールトン・リザーブ
メズム東京オートグラフコレクション
ウェスティン都ホテル

　これらのホテルを利用して、今までにない経験を一度でいいから味わっていただきたいと思っています。梅岡先生も話されていますよね。**「そこで過ごすことは、人生観が変わるくらい多くのものを私にもたらしてくれる」**と。

　いかがでしょう？　「ときには、思い切って旅行もいいかな？」と思っていただけたでしょうか？　それとも、まだ、ピンと来ないでしょうか？　次に、私がお話ししたかったお得で快適な旅行をする方法の一つを紹介したいと思います。それは、**部屋の「アップグレード」が無料でできる技**です。

2. チャットを使ってアップグレード

　参加ホテルの部屋を予約後、スマホで下のような画面を見ることができます。

　この画面の「スタッフとチャットする」をタップして、部屋のアップグレードのリクエストをすることができるのです。このチャットはホテルのフロントと直接繋がります。部屋の空き状況によって、アップグレードできる可能性があります。

　なお、Marriott Bonvoy®会員となって利用実績を積んでいくと、**リクエストをしなくても部屋の使用状況によりアップグレードしてくれる**ようになります。2日前くらいに予約確認画面を見ると、部屋のグレードが上がっていることがありますが、当日のサプライズというのもうれしいですよね。

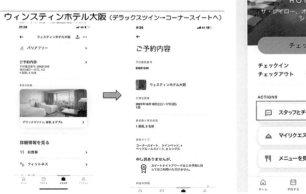
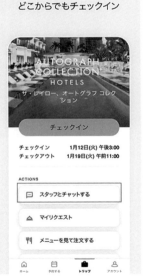

　いかがでしょうか？　実際にこのチャット機能を使って、ホテル滞在を楽しんでいらっしゃるドクターからお寄せいただいた文章を紹介したいと思います。

Section 2　快適でお得な旅をするためのテクニック

ホテルのアップグレードでステイケーションを楽しむ

医療法人仁尚会きむら内科小児科クリニック院長　木村　仁志

　愛知県名古屋市で、内科小児科クリニックを診療している木村と申します。ちなみに、この原稿も事前交渉でアップグレードしてもらった奈良の温泉付きのお部屋で書いています笑。

　自分は旅行が大好きで、暇があれば色々なところに出かけてご当地のグルメや観光地を楽しんでいます。以前の自分の中のホテルについての印象を考えてみると、今までは正直ホテルというのは寝るところというイメージが強かったように思います。チェックアウトが混み出す前にホテルを出て、昼間は観光して、食事までご当地のグルメを楽しみ、夜はホテルに戻って寝るというスタイルでした。

　服部そらさんのコミュニティに出会ってから、ちょうど時期的にコロナの時期だったということもあって、**ステイケーションの楽しさを知りました。**

　私からは具体的な3つのエピソードについてお話しします。

　1つは、自分の家族と自分の両親で京都旅行に行ったときのこと。自分の家族で1部屋、両親のために1部屋で2部屋予約が必要でした。早速、服部さんに相談したところ、「そこのホテルは中庭が素敵ですので、

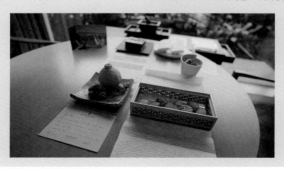

ガーデンビューのお部屋で、〇階以上だと木に邪魔されずに景色が開けるので〇階以上で、〇〇号室と〇〇号室はコネクティングできるので、そこをリクエストしましょう」とアドバイスをしてくれました。

そのときに自分たちが泊まったのは、マリオットグループのホテルだったんですが、皆さんマリオットのアプリは、事前にアプリ内でホテルとチャットでやり取りができるってご存知でしたか？　宿泊2日前になると、アプリにチャットというボタンが出てきて、事前にやり取りができるんです。

おそらく以前の自分たちの旅行だったら、普通に2部屋を予約して、ホテルについてルームキーを渡された時に、「あ〜別の階になっちゃったね〜」とか言いながら、食事終わったらエレベーターで「また明日。おやすみ〜」と言ってお別れしてたことでしょう。それが事前に数回やりとりするだけで、隣同士の部屋にしてくれて、パジャマ姿で部屋を行き来できるため、眺めのいい広い部屋で、寝る直前まで自分の両親は孫と過ごすことができ、両親にもいい思い出になったのではないかと思います。

2番目は、1年前にタイとカンボジアに行ったときの話です。タイのバンコクでパークハイアットに、カンボジアのプノンペンでハイアットリージェンシーに泊まりました。この時もそらさんに相談してチャットでやりとりをしましたが、日本よりも外国の方がステータスをしっかり重視してくれているような印象でした。　必ずチェックインの時に「あな

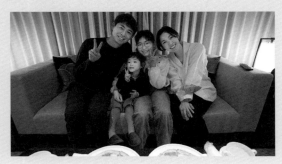

Section 2　快適でお得な旅をするためのテクニック

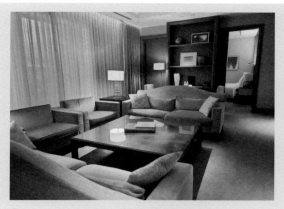

📍 ハイクラスホテルのスイートルーム

たは何々ステータスですから、お部屋をアップグレードさせて頂きました」と言ってくれます。ちなみにバンコクもプノンペンも両方ともスイートルームでした。プノンペンのハイアットに泊まった時、ラウンジで少しビジネスミーティングをしたいとレセプションで伝えてラウンジに行ったときには、ラウンジ内の個室を用意してくれていて、さらにメモパッドとボールペンまで用意されていました。経験上、日本はしっかりと事前にリクエストをしておかないとなかなかアップグレードされないですが、海外では比較的何も言わなくてもしっかりとアップデートしてくれる印象です。

　最後に、マリオットで**チタンエリートというステータス**までなると、国内最高級ホテルの1つである**リッツカールトンでもスイートルームまでアップグレード**してくれます。自分も大阪と京都のリッツカールトンでスイートルームにアップグレードしてもらいました。スイートルームは、たいていベッドルームとリビングルームの2部屋がありますので、子供が14歳と5歳と二人いる自分の場合、下の子はベッドルームで早めに寝かせて、自分たち夫婦や上の子はリビングで過ごすと言った使い方ができてとてもありがたかったです。もしそらさんのコミュニティに出会

わなかったら、リッツカールトンホテルのスイートルームなんて一生泊まることはなかったでしょう。

　いかがでしたでしょうか？　せっかく忙しい仕事の合間を縫って非日常を味わいに旅行に行くのでしたら、このような上質な体験をあなたもしてみませんか？
　ここまで読んでくださってありがとうございました。

　どうでしょう？　医師という職業を選んだ限り、「誰かにクリニックを引き渡すまでは旅行なんて無理」と思っていらした皆さんの心にも少し変化が現れたでしょうか？　旅と言えば、宿と移動手段、次は、貯まった**ポイントをマイルに変えて飛行機を取る**にはどうすればいいのかを見ていきましょう。

3. 航空会社のマイルへ交換

　Marriott Bonvoy®ポイントは、JAL、ANA はもちろんのこと、**世界 40 社以上の航空会社のマイルに交換することができます**。これは、このカードの大きな魅力です。航空会社に貯めていたマイルは、同じアライアンスの航空会社でしか使えませんし、使用期限が決まっています。でも、Marriott®ポイントとして貯めていれば、**アライアンスに縛られずに手配できる**ほか、航空券を取るときにマイルと交換すれば、使用期限に縛られることもありませんので、無駄なく使うことができます。

　3 ポイントを 1 マイルに交換できますが、**6 万ポイントごとに 6 の倍数で交換するのがお得**です。なぜなら、JAL、ANA はもちろんのこと、ほとんどの航空会社で、6 万ポイントを 2 万マイルに交換する際、ボーナスマイルが 5,000 マイル加算されます。ユナイテッド航空のボーナスポイントはなんと 1 万マイル、つまり、6 万 Marriott ポイントが 3

Section 2 　快適でお得な旅をするためのテクニック

万マイルになるんです。また、ポイントがマイルに交換できるクレジ
ットカードは他にもありますが、ほとんどの場合、年間 5,000 円くら
いの「手数料」がかかります。ところが、Marriott Bonvoy® Amex
は手数料がいりません。Marriott Bonvoy® Amex は、効率的にポイ
ントが貯められると同時に、効率的にマイルにも交換できるカードなの
です。

　次に、マイルに交換できる航空会社と 6 万ポイントの交換比率、ボ
ーナスポイントを一覧にまとめてみました。

マイレージプログラム	交換比率	マイル	ボーナスマイル	合計
エーゲ航空 マイル+ボーナス	3：1	20,000	5,000	25,000
エアリンガス エアクラブ	3：1	20,000	5,000	25,000
アエロメヒコ クラブプレミア	3：1	20,000	5,000	25,000
エアカナダ アエロプラン	3：1	20,000	5,000	25,000
中国国際航空 フェニックスマイル	3：1	20,000	5,000	25,000
エールフランス・KLM フライングブルー	3：1	20,000	5,000	25,000
アラスカ航空 マイレージプラン™	3：1	20,000	5,000	25,000
ANA マイレージクラブ	3：1	20,000	5,000	25,000
アシアナ航空 アシアナクラブ	3：1	20,000	5,000	25,000
ブリティッシュエアウェイズ エグゼクティブクラブ	3：1	20,000	5,000	25,000
キャセイパシフィック航空 アジアマイル	3：1	20,000	5,000	25,000
中国南方航空 スカイパールクラブ	3：1	20,000	5,000	25,000

JCOPY 498-14862

127

後編　旅のプロが指南するリッチなドクターこそできるお得で快適な旅

マイレージプログラム	交換比率	マイル	ボーナスマイル	合計
コパ航空 コネクトマイルズ	3：1	20,000	5,000	25,000
エミレーツ航空 スカイワーズ®	3：1	20,000	5,000	25,000
エティハド航空 エティハドゲスト	3：1	20,000	5,000	25,000
フロンティア航空 アーリーリターンズ	3：1	20,000	5,000	25,000
海南航空 フォーチュンウィングスクラブ	3：1	20,000	5,000	25,000
ハワイアン航空 Hawaiian Miles®	3：1	20,000	5,000	25,000
イベリア航空 イベリアプラス	3：1	20,000	5,000	25,000
インターナショナル航空 マイルズ＆モア	3：1	20,000	5,000	25,000
日本航空 JALマイレージバンク	3：1	20,000	5,000	25,000
ラタム航空ブラジル ラタムパス	3：1	20,000	5,000	25,000
ラタム航空チリ ラタムパス	3：1	20,000	5,000	25,000
カンタス航空 フリークエントフライヤー	3：1	20,000	5,000	25,000
カタール航空 プリビレッジクラブ	3：1	20,000	5,000	25,000
サウジアラビア航空 アルフルサン	3：1	20,000	5,000	25,000
シンガポール航空 クリスフライヤー®	3：1	20,000	5,000	25,000
サウスウェスト航空 ラピッドリワード®	3：1	20,000	5,000	25,000
TAPポルトガル航空 ヴィクトリア	3：1	20,000	5,000	25,000
タイ国際航空 ロイヤルオーキッドプラス	3：1	20,000	5,000	25,000

Section 2　快適でお得な旅をするためのテクニック

マイレージプログラム	交換比率	マイル	ボーナスマイル	合計
ターキッシュ航空 マイルズ&スマイルズ	3：1	20,000	5,000	25,000
ヴァージンアトランティック航空 フライングクラブ	3：1	20,000	5,000	25,000
ヴァージンオーストラリア航空 ヴェロシティフレクエントフライヤー	3：1	20,000	5,000	25,000
ブエリング航空 ブエリングクラブ	3：1	20,000	5,000	25,000
ユナイテッド航空 マイレージプラス®	3：1	20,000	10,000	30,000
アメリカン航空 AAdvantage®	3：1	20,000	0	20,000
アビアンカ航空 ライフマイルズ	3：1	20,000	0	20,000
デルタ航空 スカイマイル®	3：1	20,000	0	20,000
大韓航空 スカイパス	3：1	20,000	0	20,000
ニュージーランド航空 AirPoint	200：1	300	5,000	5,300

（2024年10月現在）

　この表を見ると分かるように、アメリカン航空、アビアンカ航空、デルタ航空、大韓航空は、ボーナスマイルがつきません。また、ニュージーランド航空は、交換比率が悪いので、利用は考えものです。

　それでは、次に、Marriott Bonvoy®ポイントをスマホでマイルに交換する手順を見ていきましょう。

① まずは、Marriott Bonvoy®ホームページへログインします。
② 画面「右肩にある人型アイコン」をタップして、画面を下にスクロールします。
③ 次に「フライト」をタップして、また下にスクロールします。

④ 「ポイントの移行」が出てきたらタップします。

⑤ 現在貯まっているポイント数が出てきますので、その範囲内で「希望のマイレージプログラム」「マイレージ会員番号」「移行ポイント」を入力し「次へ」をタップします。

⑥ 間違いないかを確認し「変換」をタップします。本人確認のため登録アドレスにメールが届きます。

⑦ 届いたメールに記載されたコード番号を入力して「送信」をタップします。これで、ポイントのマイル移行が完了します。

　ここでは、スマホによるマイル移行の手順を紹介しましたが、PCでもほぼ同様の手順で交換できます。もう一度お伝えします。**必ず6万ポイント単位（6の倍数）で交換してください。**

　ところで、マイルには、航空会社ごとのルールがありますが、ここで北米エリアを就航している**ヴァージンアトランティック航空（VSマイル）とユナイテッド航空（UAマイル）、全日空（ANAマイル）**の特典航空券往復に必要なマイル数を比較してみたいと

📍 マイルへの交換手順

---

1. マイページへログイン
↓
2. 「右肩の人型アイコン」をタップ
　下にスクロール
↓
3. 「フライト」をタップ
　下にスクロール
↓
4. 「ポイントの移行」をタップ
↓
5. 「希望のマイレージプログラム」「マイレージ会員番号」「移行ポイント」を入力
　「次へ」をタップ
↓
6. 間違いがないか確認し「変換」をタップ
　（本人確認のため登録メールアドレスにメールが届く）
↓
7. 届いたコード番号を入力して「送信」をタップ
↓
マイル移行が完了

思います。

　「ANA マイル」は、往復でしか国際線特典航空券が取れませんが、エコノミー、ビジネスの両クラスで**必要マイル数は比較的少なくて済みます**。ただし、ファーストクラスになるとグンと跳ね上がります。なお、ANA の必要マイル数の幅は、ロー・レギュラー・ハイに分けられたシーズンによって必要マイル数が違うという ANA マイルのルールによるものです。

　「UA マイル」は、片道で国際線特典航空券が取れるので ANA に比べて**使い勝手がいい**と思います。また、自社運航便は少なめですが、ANA をはじめ、同じアライアンスの多くの航空会社と共同運航しているので、路線数に関して不便はありません。石油系燃料費の高騰している今、**燃油サーチャージが必要ない**のも大きな魅力です。

　「VS マイル」は、**必要ポイント数は総じて少なくてすみますが、発券を英語による電話で行わなければならない**のは、少しプレッシャーがかかるのではないでしょうか。なお、燃油サーチャージ費用は別途必要です（次頁表参照）。

4. ポイントそのほかの使い方

(1) Marriott Bonvoy® Moments を利用する

　Marriott Bonvoy® Moments は、コンサートやグルメ体験、人気のスポーツイベントなどに参加できる Marriott Bonvoy®会員限定プログラムです。定額制またはオークション制の体験プログラムを、Marriott ポイントと交換して、楽しむことができます。

(2) ポイントを譲渡する

　Marriott ポイントは、他の人に譲渡することができます。移行は 1,000 ポイント単位で、最低移行額は 1,000 ポイントです。なお、暦年

● 航空会社間の必要マイル数比較

	ヴァージンアトランティック航空 (VSマイル)			ユナイテッド航空 (UAマイル)			全日空 (ANAマイル)		
	エコノミー	ビジネス	ファースト	エコノミー	ビジネス	ファースト	エコノミー	ビジネス	ファースト
北米西海岸	60,000	90,000	145,000	70,000	176,000	249,000	40,000～55,000	100,000～110,000	150,000～200,000
北米東海岸	65,000	95,000	170,000	70,000	176,000	249,000	40,000～55,000	100,000～110,000	150,000～200,000
メキシコ	65,000	95,000	—	82,000	195,600	—	40,000～55,000	100,000～110,000	—
ヨーロッパ	65,000	95,000	170,000	108,000	172,600	253,000	45,000～60,000	110,000～120,000	165,000～220,000
備考	※片道発券可能（その際は上記マイルの半分）※燃油サーチャージ必要 ※英語による電話での発券のみ			※片道発券可能（その際は上記マイルの半分）※燃油サーチャージ不要 ※UA自社便の北米・メキシコ路線は若干少ない			※片道発券不可 ※燃油サーチャージ必要		

(2024年10月現在)

（1月1日〜12月31日）で最大10万ポイントを譲渡することができます。

　一方、譲渡を受ける側は、暦年最大50万ポイントが受け取れ、移行手数料は無料です。

(3) ポイントを寄付する

　Marriottポイントは、Marriott Bonvoy® Webページから20以上の慈善団体に寄付することができます。

(4) ギフトカードへ交換可能

　Marriottポイントは、さまざまなギフトカードにも交換ができます。例えば、皆さんがご存じのアディダス、アップルギフトカード、キャロウェイ、コーチ、ギャップ、ナイキ、任天堂……etc. です。その中でも、「Amazonギフトカード」は30万円と制限がありますが、納税に使えましたね。

　やはり、何といってもポイントは参加ホテルの無料宿泊、特典航空券への交換がお勧めです。これだけでも、ずいぶんお得感があるのですが、実は、ここからが私がこの本で特にご紹介したかった「ハイシーズンの国内線予約が取れるコツ」、「国際線のファーストクラスでも手が届くコツ」、「世界中の高級ホテルでスイートルームに宿泊も夢じゃない」を次のコーナーでお伝えしたいと思います。

D. 知ってお得な旅の極意教えます

　皆さん、いかがでしょう？　ここまで読んでいただいて、「俄然旅行に行きたくなった！」「自分も旅行に行けるような気がしてきた」「ワ

クワクしている」こんな声が聞けたら、私は幸せです。日本のパスポートは世界一です。なぜって、ビザ＝入国許可書なしで入国できる国は現在 191 カ国、世界で一番多いのです。また、信頼度が断然高いのも日本人。先人のおかげでこんなに恵まれた特権を楽しまなくては本当にもったいないです。

『そら＆ MASA』、二人が皆さんに目指してほしい旅の最終形は次のとおりです。

① 普段の生活で貯まったポイントで、年に 1 ～ 2 回の（ピークシーズンも含む）充実した個人旅行や家族旅行
② その個人旅行や家族旅行が 1 ランク上のものとなること→ホテルの部屋のアップグレード
③ 個人の国内出張や海外出張（学会への出席など）が 1 ランク上になること→長距離移動の飛行機は最低でもビジネス

以下、それぞれ解説します。

1. 航空会社の立場に立ったマイレージの考え方

　航空会社のマイレージにかなり詳しい方からも、年末年始やゴールデンウィーク、お盆休みなどのハイシーズン、ピークシーズンに「貯まったマイルで特典航空券を手配するのはまず無理」というお話をよく聞きます。私自身の経験からも国内線予約開始と同時に航空会社のホームページにアクセスしても、特典航空券が取れないのはほぼ間違いないです。しかし、航空会社の立場になってマイレージを考えてみると、その理由が見えてきます。

　皆さん、そもそも航空会社はなぜマイレージプログラムを提供していると思いますか？　「日頃から当社の航空機をよく利用されるお客さまへのサービスの一つとして、マイルを貯めてお得に旅行してほし

Section 2 快適でお得な旅をするためのテクニック

い」……これは、航空会社が言っている建前でしょう。マイルもさまざまなカードについているポイントサービスと同じ、本音は「**リピーターを囲うための一つの戦略**」なのです。

本来、マイレージプログラムは、搭乗した飛行距離1マイル（1,852m）に対して一定のマイル（ポイント）が付与されるプログラムです。1981年に、アメリカン航空が顧客の囲い込みのために始め、1年で100万人を超える会員を獲得したことから、北米航空会社が競ってマイレージプログラムを導入しました。そして、今や世界の多くの航空会社が同様のプログラムを用意しています。さらに、実際に搭乗した飛行距離だけでなく、提携するクレジットカードでの買い物の支払いによるポイントもマイルに交換することができるようになったのですから、マイルの付与はリピーターの囲い込み戦略に他なりません。しかも、マイル利用（無料）で特典航空券を提供するとはいっても、**予約で埋まらなかった席を提供する**のがそもそもですから、余分にかかる費用は、機内での飲食のサービス＋αくらいのもの、航空会社にとって痛手にはなりません。ほとんどの航空会社がマイレージプログラム提供しているのも頷けます。

皆さんもサービスを提供する会社の経営者の立場になってみてください。医療を提供する皆さんは特別な業種なので、現実的にはあり得ない話ですが、仮に、皆さんのクリニックで、「何ポイント貯めたら、次回診療は無料」だとか、「ポイント利用で予約が優先的にできる」といったポイント制度を導入したとしたら、どうでしょう？　皆さんが大前提にされている医療の公平性、平等性についてはここでは話の外において、経営面を考えてみましょう。一部の患者さんを優先したり、緊急性のある患者さんを後回しにすることで評判は下がりますし、新規の患者さんが増えることにはつながらない……マイナスの影響がさまざまあることは、想像に難くないでしょう。とはいえ、競合するクリニックとの差別化を図るために、リピーターを囲うための方法とし

てポイント制度も取り入れたい、それも本音で、ポイント利用による優先予約の利用枠や時間帯を決めたり、年末年始・ゴールデンウィーク・お盆明けの一定期間はポイント利用できないなど、最も経営的に有効な方法を探るのではないでしょうか？

　航空会社におけるマイレージプログラムもそれと似ています。ハイシーズンは、何もせずに、しかもローシーズンより高値で販売しても、販売と同時に予約で座席が埋まるのですから、マイル利用の特典航空券の座席はできるだけ出さないで、一席でも多くの正規価格の座席を売って利益を得たい……これが、航空会社の考えだと思うのです。これは利益を追求する企業としては当然でしょう。ですから、**ハイシーズン、ピークシーズンには特典航空券はできるだけ用意しない**、つまり、ハイシーズン、ピークシーズンにマイル利用の特典航空券を取ることはとても難しいのです。

　これが、日頃まとまったお休みの取れない皆さんが、ここぞとばかりに、数少ない長い休みが取れるゴールデンウィークやお盆休み、年末年始にご家族そろって特典航空券を取ろうと思っても、予約が取れない理由です。つまり、何もしなくても予約で埋まるシーズンに、特典航空券を提供することは、皆さんが、ゴールデンウィーク明けの初日、ポイント利用した無料診療を受け付けて、一般の患者さんを減らすようなものなのです（笑）。

2. マイレージは航空会社にとって負債？

　次に航空会社の立場として押さえておきたいことが、すべてのマイレージプログラムではありませんが、**会計法上、未使用の一部マイレージは負債とみなされる**可能性があるということです。その理由は、将来マイレージは特典航空券として引き換えられるかもしれないのですから、これらのマイレージを将来的な償還として確保しなければならないわけです。そこで、会計帳簿上は負債として扱われることがある

というのです。

　そのため、特典航空券は出したくない反面、使われないマイルを残して、つまり、負債を重ねるのも望まないので、何とかお客さまのマイルを吐き出させたい……この相反する考えが航空会社にはあります。よく、「ワイン、掃除機などの商品と交換できますよ！」というメールが、航空会社から来ませんか？　これは、**航空会社としては、「何とかマイルを減らしてくれないかなー」と思っている**ということです。その話に乗って還元率の悪い商品と交換してしまうのは、**私から言わせていただけば、愚の骨頂、大損です。**航空会社は、皆さんが大損して、自社の負債を減らしてくれるのを、手ぐすね引いて待っていることに他なりません。

　それをするのであれば、「ビジネスクラス、ファーストクラスの特典航空券による座席をふんだんに出してくれよ〜！」と思っているのは私だけでしょうか？

　そもそも、私たち飛行機を利用する者にとって、マイレージの活用による一番のうまみはどこにあると思いますか？　ワイン購入でも掃除機購入でもないのです。実は、それは、**ビジネスクラス、ファーストクラスという、いわゆるアッパークラスの特典航空券の発券**なのです。

　2024 年 1 月 23 日、JAL・ANA の東京ーパリ間往復の航空券は、**エコノミークラスがおおよそ 20 万円、ビジネスクラスがおおよそ 80 万円、ファーストクラスがおおよそ 300 万円**で、実に**ファーストクラスはエコノミークラスの 15 倍**の料金でした。昨今では、コロナによる燃料代の高騰や円安、世界のあちこちで起こっている戦争や紛争などの影響で、燃油サーチャージ、そして航空券の運賃自体も大幅に上がっているのが現状です。

　次に、貯まったマイルを使って特典航空券を発券するとした場合の、ANA の東京ーパリ間の必要マイル数を示した次頁表を見てください。

対象クラス	ローシーズン	レギュラーシーズン	ハイシーズン
エコノミー	45,000	55,000	60,000
プレミアムエコノミー	67,000	77,000	82,000
ビジネス	110,000	115,000	120,000
ファースト	165,000	190,000	220,000

(2024年10月現在)

　マイルの世界では、エコノミーとビジネス、ファーストの必要マイルは、市場価格に比べて比較的差がないことに気づかれましたでしょうか。ハイシーズンでも**エコノミーの4倍以下のマイルでファーストクラスに乗れるのです。**

　そうなんです。マイルは、ココ（ビジネスクラス・ファーストクラス）を狙うのが、一番価値が上がります。このことは、マイルに少し詳しい方であれば周知の事実で、だからこそ、このような美味しいマイル席はなかなか空いてない、なかなか取れないのが現実です。なお、必要マイル数は年々増加しつつあります。が、まだ許容範囲内です。

　そもそも航空会社の利益は、どこから得ていると思いますか？　それは、まぎれもなく、ビジネス・ファーストクラスの座席を売ることです。例えば、JAL 国際線の最新機材 A350-1000 の座席数は、ファーストクラスが6席、ビジネスクラスが54席、プレミアムエコノミーが24席、エコノミークラスが155席です。この内、**エコノミーが155席全部売れたとしても、ビジネス0席、ファースト0席だったとすれば、ほとんど利益は出ません。**むしろ赤字かもしれません。

　飛行機は、ファーストクラスやビジネスクラスといったアッパークラスが埋まってこそ、航空会社は利益が出るのです。そのため、ローシーズンやレギュラーシーズンに、JTB などの大手旅行代理店などにエコノミークラスの席を破格で卸す場合があり、旅行代理店では、それを添乗員付きのパッケージツアー料金ということで、格安で販売します。私も、旅行会社勤務時代には、「こんな航空券の値段で航空会社

は大丈夫なのか？」と思うこともありましたが、さまざまな事情を知った今では、ビジネスクラス、ファーストクラスが埋まって利益が出ている場合は、エコノミークラスを破格で売り出しても、航空会社は大きな痛手を負いません。むしろ、少しでも席を埋めてロードファクター（＝座席利用率）を上げようと試みます。

3. 特典航空券の 3 つのルール

さて、次に特典航空券を取るには、実は一般有償航空券にはない**独自の 3 つのルール**を知っておく必要があります。といっても非常に単純です。

① 各々の航空会社には独自のマイレージプログラムがある
② 各々のマイレージプログラムは独自のルールが設定されている
③ 特典航空券席をとる際は、同じアライアンス内の飛行機であればどの航空会社からでも予約できる

まず① についてですが、マイレージプログラム制度は皆さまになじみの深い JAL と ANA だけではありません。「§2 → C. Marriott Bonvoy® Amex ポイントの使い方→ 3. 航空会社のマイルへ交換」のところで一覧表を載せましたが、世界に目を向けると、**実に 40 社以上のマイレージプログラム**が存在しています。驚きませんか？　このうち、日本に就航している主な航空会社とマイルプログラム名を、以下にアライアンスに分けて再掲します（2024 年 1 月 5 日現在）。ただし、エミレーツ航空とエティハド航空は、どのアライアンスにも加盟していません。

後編　旅のプロが指南するリッチなドクターこそできるお得で快適な旅

📍 日本に就航している主な航空会社のマイレージ名

【ワンワールード】
日本航空（JAL）：JALマイレージバンク
アメリカン航空：A Advantage
ブリティッシュエアウェイズ：Executive Club
カタール航空：Privilege Club
カンタス航空：Qantas Frequent Flyer
アラスカ航空：Mileage Plan
フィンエアー：Finnair Plus
スリランカ航空：Fly Smiles

【スターアライアンス】
全日本空輸（ANA）：ANAマイレージクラブ
ユナイテッド航空：Mileage Plus6
ルフトハンザ航空：Miles＆More
シンガポール航空：Kris Flyer
エアインディア：Flying Returns Airlines
エアカナダ：Aeroplan

【スカイチーム】
デルタ航空：Sky Miles5
エールフランス：Flying Blue
ガルーダインドネシア航空：Garuda Miles
ベトナム航空：Lotusmiles
ITAエアウエイズ：volare

【非加盟】
エミレーツ航空：Skywards
エティハド航空：Etihad Guest

　次に、②のルール「**各々のマイレージプログラムは独自のルールが設定されている**」とは、どのような意味だと思われますか？

　例えば、梅岡クリニックの梅岡ポイントプログラムには、梅岡クリニックが独自に決めたルールがあり、そらポイントプログラムがあるとすれば、同様に私、服部そらが、独自のルールを策定しているということです。そして驚くことに、このルールが、ポイントプログラムごとにまったく異なるのです。ルールを決めている人が違えばルール

Section 2　快適でお得な旅をするためのテクニック ///////

も違うのは当たり前といえば当たり前ですが、その違いには目を見張
るものがあります。

　実は、マイルの加算率は、航空会社、予約クラス、運賃よって異な
ります。例えば、**同じハワイアン航空に乗ったとしても、マイル加算先
が自社のハワイアンマイルズなのか、同じアライアンスの JAL マイレー
ジバンクなのかによって、加算率が異なる**点も特典航空券を発券する
うえでは注意が必要です。

　また、**加算率に大きく影響している要因が、予約クラス**です。予約ク
ラスをご存じでしょうか？　実は、ファースト・ビジネス・エコノミ
ーなどの座席シートのクラスとは、異なったクラスが航空券には存在
します。発券されたチケットをよく見ると、「Y」や「V」などと、何
らかのアルファベットが記載されているのが分かります。この予約ク
ラスの分類の指標は、座席シートのクラスの違い、正規運賃（値が高
い）か割引運賃（値が安い）かの違い、個人で購入したチケットかツ
アーで購入したチケットか……などなど、さまざまな条件によってク
ラス分けされています。どのように予約クラスが設定されているかと
いうと、航空会社ごとに違い、それぞれ料金の種類によって決められ
ています。

　例えば、JAL エコノミークラスの場合、

・出発日当日でも購入できる普通運賃は「Y」クラス
・2 週間前まで購入できる正規割引航空券は「H」クラス
・1 年間オープンの格安航空券は「B」クラス
・3 日前までに購入の格安航空券は「S」クラス
・格安パッケージツアーの「N」クラス

といった具合です。なお、このクラス分けは各航空会社によって違う
ので、詳しく知りたい場合は、航空各社のホームページで調べる必要

JCOPY 498-14862

141

があります。

さて、この予約クラスがマイルを貯める際に重要となってくる理由は、予約クラスにより**マイル加算率が異なる**からです。基本的には、航空券代金が高い予約クラスほど加算率が高く、航空券代金が安い予約クラスほど加算率は低くなります。

ちなみに皆さんが利用されることの多い、JALとANAの国際線の予約クラス別のマイル加算率を見てみましょう。

📍 JAL国際線　予約クラスとマイル加算率

エコノミー	プレミアム エコノミー	ビジネス	ファースト	マイル加算率
			F・A	150%
		J・C・D・X		125%
Y・B	W・E			100%
H・K・M		I		70%
L・V・S・O・G・R				50%
Q・N				30%

📍 ANA国際線　予約クラスとマイル加算率

エコノミー	プレミアム エコノミー	ビジネス	ファースト	マイル加算率
		J	F・A	150%
		C・D・Z		125%
Y・B・M	G・E			100%
U・H・Q	N	P		70%
V・W・S・T				50%
L・K				30%

であるなら、加算率の高いプログラムを提供している航空会社にマイルを貯めるほうがお得なのか？といえば、そうとは限らないのがこの世界です。なぜなら、マイレージプログラムには航空各社ごとのルールがあるのですから、たとえ加算率の高いマイレージプログラムで

あっても、お得にマイルを使えるルールでなかったとしたら、**貯まるだけでうまく使えないのです。** そうなんです。ここが１つ目のマイレージの秘密です。

　皆さん、貯めているマイルは、使い勝手まで考えて貯めていらっしゃるでしょうか！？　そんなことまで考えてマイルを貯めている方は、私の周囲以外では皆無です。マイル修行といって、必至にマイルを貯めている方でも、うまく使えるかどうかまで考えていない方がほとんどです。多くの方が「とりあえず**マイル貯めているけど、全然、特典航空券は取れない**」と言っているのはそのためです。現段階でその特典航空券が取れにくい代表格は……ANA マイルです。

　ANA ダイナースプレミアムなど、比較的ポイント加算率の高い法人カードも複数ありますし、また、いわゆる「ポイ活」などで ANA マイルを貯めている方も多いので、かなり多くの方が ANA マイルを持っています。マイルの流通度が高いためか、ANA 側は、なかなか特典航空券に席を開放しないのが現状です。

　ということで、② のルールのまとめは、「**マイレージプログラムは、マイル加算率の高低ではなく、マイルの使いやすさに目を向けるべき**」ということです。

　さて、③ のルール「特典航空券席をとる際は、**同じアライアンス内の飛行機であればどの航空会社からでも予約できる**」についてお話をしましょう。『§1.　クレジットカードとマイルの基礎知識→ C.　旅するための第一歩はクレカのポイントを貯めること→ 4. そもそもマイルって何？』のところで、「アライアンスを覚えておいて下さい」とお話ししたと思いますが、ここから、いよいよ核心部分に入っていきます。
　では、最初の質問です。
　「ANA マイルを使ってどの飛行機が予約できると思いますか？」
……「え？　ANA マイルだから ANA だけしか予約できないんじゃない

の！？」と思っていませんか？

　実は、そんなことないのです。ここがマイレージの2つ目の秘密なのですが、ANAはスターアライアンスに属しているため、スターアライアンスに属している航空会社であれば、どの航空会社の特典航空券もANAマイルを通して予約することができます。例えば、ANAマイルを使って同じアライアンスのシンガポール航空の特典航空券の予約も、タイ航空の特典航空券の予約も可能です。あくまでも特典航空券用の空席があるかどうかは別としての話ですが……。貯めているのがJALマイルであれば、同じワンワールドに属しているアメリカン航空や、フィンエアの特典航空券の予約を取ることができるのです。

　それでは、ルールを確認したところで、ピーク時かつ直前に予約するなど、具体的な活用術を見ていきましょう。

4. ピークシーズンでも特典航空券が取れるかもしれない方法

　兵庫県西宮にお住いの梅岡先生が、思い立って2025年3月末に沖縄に行こうと1月下旬にPCとにらめっこをしているとして、お話を進めていきましょう。

　先生は、ANAマイルがたくさん貯まっているので、ANAで特典航空券を予約しようとしています。先ほどお話ししたルール②から、ANAのマイレージプログラムのルールに則り、伊丹→那覇間の特典航空券を発券しようとしています。ANAのルール（2024年10月27日改定）では、2025年の場合ローシーズン（1/9〜2/28、4/4〜4/24、12/1〜12/25）、レギュラーシーズン（3/1〜3/13、5/13〜7/17、8/25〜11/30）、ハイシーズン（1/1〜1/8、3/14〜4/2、4/24〜5/12、7/18〜8/24、12/25〜12/31）とシーズンによって必要マイルが異なります。必要マイル数はこのシーズンと距離によって決まります。

　例えば、2025年3月23日に**伊丹→沖縄に飛ぶには片道10,500 ANAマイル**が必要です。アライアンスが同じなら、ほかの航空会社からも

予約を入れられるということで、例えば、**ユナイテッド航空のマイレージ**から取ろうとすると、なんとビックリ、同じ ANA の飛行機に搭乗するにもかかわらず、わずか**片道 7,000 UA マイル**しか必要ないではないですか！ 「え？！ なんで UA マイルから ANA の特典航空券席がとれるの？」それは、先ほどからお話ししているように、同じアライアンスであれば、ほかの航空会社の飛行機もとれるからです。

さらに、ユナイテッド航空のマイレージプログラムのルールは、シーズンによる差がなく、飛行距離だけを採用しているからです。

次の表を見てください。

📍 ANA必要マイルチャート（国内線片道）

航路	ローシーズン	レギュラーシーズン	ハイシーズン
0 ～ 300マイル区間	6,000	6,500	9,000
301 ～ 800マイル区間	7,000	8,500	10,500
801 ～ 1,000マイル区間	8,000	9,500	12,000
1,001 ～ 2,000マイル区間	9,500	10,500	13,000

📍 ユナイテッド航空必要マイルチャート（日本国内間片道）

航路	
0 ～ 300マイル区間	6,000
301 ～ 800マイル区間	7,000
801 ～ 1,000マイル区間	8,000
1,001 ～ 2,000マイル区間	9,500

(2025年1月現在)

つまり、伊丹→那覇間は 739 マイルなので、800 マイル以下の航路は 7,000UA マイルで時期に関係なく特典航空券が取れます。

さらに UA マイルの驚きのルールが、出発地と到着地までの直線距離で算出しており、仮に、**伊丹→宮崎→那覇**というように、ほかを経由したとしても必要マイル数に変動はありません。つまり 7,000UA マイル

のままです。そこで、大阪から沖縄に行くのに、ANA では直行便を取るしかありませんが、ユナイテッド航空なら直行便でも経由便でも選択できます。もちろん、独自のルールにより必要マイル数に差はありません。何という驚きでしょう！

　もちろん、お忙しい皆さんのこと、直通便に乗りたいという気持ちは重々お察しします。ですが、目的を「旅」とした場合、**那覇空港が渡航先としても、宮崎空港内で地鶏定食を食べてから那覇に向かう**という、思いもよらないプランが出来上がります。ANA マイルで、希望する時間帯には特典航空券席は空いてなかったとしても、少し早起きして、早めのフライトで宮崎経由して当日那覇に到着する便を特典航空券で押さえられるかもしれません。そして、それも今回の旅の楽しみに入れてしまうのもアリと思います。つまり、ANA マイルよりも UA マイルから予約する方が経由便も選択できるうえ、特典予約がとれる可能性がひろがります。

　皆さんは、前章で出てきた**ヴァージンアトランティック航空（VS）**をご存じですか？　イギリスのロンドンに拠点を置く航空会社で、以前は日本に就航していましたが、2015 年に日本語対応のコールセンターを閉鎖し、日本から撤退しました。現在はデルタ航空が筆頭株主（49％）として、経営再建中の航空会社です。さて、このヴァージンアトランティック航空は、日本の皆さんにはあまり馴染みのない航空会社ですが、**スカイチームに加盟**していて、そのマイレージプログラム「フライングクラブ」はかなり魅力があります。

　フライングクラブ会員は、乗った距離によって「VS ポイント（マイルと同様）」というポイントが貯まります。JAL マイルが獲得した日から 36 カ月、ANA マイルは最後に利用した月から数えて 36 カ月後の月末で失効してしまうというルールがあるのに対して、**VS ポイントには有効期限がなく、みすみすポイントを失効してしまう心配が**

ないのが特徴です。また、VS ポイントは、**年間 10 万 VS ポイントま**で購入することも可能です。そして、ここからが肝心です。スカイチーム加盟ですが、ANA とも個別に提携しています。ということは？そうです、**ANA の特典航空券を取れます**。

さて、それでは、ANA、前述のユナイテッド航空、ヴァージンアトランティック航空の国際線必要マイル（ポイント）数を次の表で比較してみましょう。

📍 ANAマイルで日本から主な地域への国際線往復必要マイル数

方面	エコノミー	ビジネス	ファースト
北米西海岸	40,000 ～ 55,000	100,000 ～ 110,000	150,000 ～ 200,000
北米東海岸	40,000 ～ 55,000	100,000 ～ 110,000	150,000 ～ 200,000
メキシコ	40,000 ～ 55,000	100,000 ～ 110,000	—
ヨーロッパ	45,000 ～ 60,000	110,000 ～ 120,000	165,000 ～ 220,000

※片道発券不可　※燃油サーチャージ必要

📍 UAマイルで日本から主な地域への国際線往復必要マイル数

方面	エコノミー	ビジネス
北米西海岸	130,000	220,000
北米東海岸	130,000	220,000
メキシコ	130,000	220,000
ヨーロッパ	120,000	280,000

※片道発券可能（UA自社便は若干少なくなります）　※燃油サーチャージ不要

📍 VSポイントで日本から主な地域への国際線往復必要ポイント数

方面	エコノミー	ビジネス	ファースト
北米西海岸	60,000	105,000	145,000
北米東海岸	65,000	120,000	170,000
メキシコ	65,000	120,000	—
ヨーロッパ	65,000	120,000	170,000

※片道発券可能（その際は上記ポイントの半分）　※燃油サーチャージ必要
※英語での電話による発券のみ　　　　　　　　　　　（2024年11月現在）

後編　旅のプロが指南するリッチなドクターこそできるお得で快適な旅

あれ？　国内線では UA マイルがお得だったのに、国際線では ANA マイルがお得ではないですか！　そして、ファーストクラスを狙うなら、前述のヴァージンアトランティック航空の VS ポイントを狙いたくなりますよね（笑）。どうです？　もう、皆さんもすっかりマイルにハマってしまったのではないですか？　そうであれば、マイル旅にハマった私は本当にうれしいですが、次からは、皆さんのご希望が多い、と申しますか、希望しているのになかなか叶えられない旅行を、少しでも叶えるための方法のお話を進めていきたいと思います。

5. ピークシーズンでも特典航空券でハワイに行けるかもしれない方法

さぁ、皆さんお待ちかね？　のハワイ旅行のお話です。何年経っても、年末年始のハワイは多くの方の憧れですね。「年末年始、お盆にハワイ！　できればアッパークラスでマイルを使って家族 4 人で！」このようなことを考えている方は、おそらく日本国内で数十万人もいるかもしれません。いやもっと！？

さて、ここで質問です。「どこの航空会社でハワイに行こうとするでしょうか？」ほとんどの方が、「JAL」「ANA」の 2 社を挙げることでしょう。この 2 社の中でも、特に JAL はハワイのイメージが強い方が多いようです。「リゾッチャでハワイ」（懐かしい！？）という宣伝の影響でしょうか……（笑）。ちなみにリゾッチャは、JAL が 1994 年から 2008 年まで行っていたリゾート路線キャンペーンのことです。

JAL は、関西、名古屋、成田、羽田と 4 空港からハワイへ飛んでいますので、JAL がハワイに強いというのは間違いありません。対して ANA は、成田、羽田からしか飛んでいません。

さておき、この 2 社のマイルでハワイにいこう！　と思った皆さんに先に結論を申し上げます。「お得には取れません」「ええ？　取れないの？」「はい……。残念ながら……」

148

JCOPY　498-14862

Section 2 快適でお得な旅をするためのテクニック

　世の皆さんの中には、チケット発売日の 1 年前から狙っている方も いるようですが、そもそも、繰り返しとなりますが、航空会社は、何 もしなくても座席が埋まるピークシーズンに特典航空券席を出しませ ん。仮に出したとしても数席でしょう。その数席を目指して数十万人 （少し大げさ？）が狙うということです。取れるわけがないのです。

　ANA は、まず無理ですが、もしかしたら、JAL なら取れるかもし れません。それは、JAL は、路線や日程、利用便の予約時点の空席状 況に応じて必要マイルを変動させる「特典航空券 PLUS」という変動 制を採用しているので、非常に多い追加マイルを放出して取れるかも しれないからです。ですが、そもそも論ですが、出るか出ないか分か らない席を 1 年前の発売と同時に予約する……ドクターの皆さんが、 そこまでの時間を割けるでしょうか？

　そこで、本題に入っていきます。「JAL、ANA 以外で日本からハワ イに就航している航空会社を知っていますか？」この質問をすると、ほ とんどの方が「……」となります。そこに「チャンスあり！」と思っ てください。よくハワイに行かれる方であれば、ご存じのとおり、JAL、 ANA 以外でも、外資系航空会社が複数、ハワイまで就航しています。 2024 年 1 月現在、LCC（ローコストエアライン）の ZIP などを除くと、 **ユナイテッド航空（UA）、デルタ航空（DL）、そしてハワイアン航空 （HA）**の 3 社です。ここからは、この 3 つの航空会社に目を向けてい きましょう。

　さらに次の質問です。この本を読まれている先生方の中に「ユナイ テッド航空、デルタ航空、ハワイアン航空のマイルを持っている方は おられますか？」ほとんどの方が持っていないか、持っていたとして も「あ！　大昔、出張でアメリカに行ったとき、確かデルタ航空乗っ たなあ。マイルなんかつけてないと思うけど……」そんな程度なので はないでしょうか。

149

後編　旅のプロが指南するリッチなドクターこそできるお得で快適な旅

　そうなんです。日本中の誰もが考える JAL、ANA 以外でハワイへ行こうとすると、**途端にライバルが少なくなります。**なぜなら、日系 2 社以外にハワイまで就航している航空会社があることさえ知らない方が多いのですから……。

　ユナイテッド航空についてはスターアライアンスに属していましたね。と言うことは、ユナイテッド航空なら ANA マイルでも特典航空券を手配できることになりますよね。仮に Marriott Bonvoy® ポイントを持ってたとすれば、デルタ航空の利用も可能です。一度、ユナイテッド航空やデルタ航空の特典航空券の空席をご覧になってみてください。比較的少ないポイントで空いてることも多々あります。

　ところで、上記 2 社も狙い目ですが、私が長年、目を付けているのは、実は**ハワイアン航空（HA）**です。また、質問です。ハワイアン航空はどこのアライアンスに加盟しているでしょうか！？

　「ええと……。え？　表にない！？」そうです、ハワイアン航空はどこのアライアンスにも加盟してない**独立系**の**航空会社**です。いわゆる「他に頼らない系の航空会社」です。先に主な日本に就航している航空会社の中で紹介したエミレーツ航空やエティハド航空と同じです。これら独立系の航空会社はアライアンスに縛られることなくさまざまな航空会社と提携しているのも特徴の一つで、提携先のマイレージプログラムからも発券できます。

　さて、ハワイアン航空はどこと提携していると思われますか？　実は **JAL** とも提携しています。そのため、知る人ぞ知るですが、JAL マイルからもハワイアン航空を発券することができるのです。

　例えば、2023 年 12 月 29 日発－1 月 3 日着の JAL 便は、往復エコノミーで約 120,000 マイル必要ですが、ハワイアン航空であれば驚愕の 46,000 マイルから特典航空券に空席があり、かつ**燃油サーチャージも不要**です。

もちろん、時期や年によって空きがあったり無かったりと状況は日々変化しますが、ANA 便や JAL 便に乗ろうとするよりも、しかもお得に特典航空券を取れることが多いです。

6. 憧れの世界一周をファースト・ビジネスクラスで達成する!

　いずれクリニックを誰かに任せることになるだろうから、そうしたら死ぬまでに 1 回、世界一周をしてみたい!……そんな夢をお持ちの方も多いのではないでしょうか。**実は、世界一周は皆様が考えているほど難しくはありません。**むしろ、私たちのコミュニティの方の中には、世界一周どころか、二周、三周と複数回の世界一周をされる方がいらっしゃるくらいです。

　通常、世界一周航空券を購入しようとすると、エイチ・アイ・エスの世界一周セクションや世界一周堂さんなどの特別な旅行会社にお願いする方も多いと思いますが、料金はいわゆる公式運賃で、当然、同じアライアンスの航空機を利用して乗り継ぐ必要があります。次頁の表のようになります（2024 年 2 月現在）。

　世界一周航空券は、諸条件（途中降機などの回数制限など）をクリアすると、思いのほか安いことが分かります。例えば、日本からヨーロッパまでのビジネスクラス往復航空券が、800,000 円～ 1,000,000 円かかることを考えると、世界一周航空券は、破格といってもいいかもしれません。これは世界一周航空券は複数の都市を訪れるために、1 つのパッケージでまとめられているため、個別に航空券を購入するより割安に設定されているからです。

後編　旅のプロが指南するリッチなドクターこそできるお得で快適な旅

📍 ワンワールド・エクスプローラー世界一周航空券

・大陸ベースの運賃
・最大で16回まで乗降が可能
・北米大陸6回、その他の大陸各4回のフライト制限
・アジア大陸の途中降機は2回まで
・一部例外を除き、一度出た大陸にはもう一度入れない
・日本もアジア大陸に含まれる
・最低旅行日数制限なし（全旅程で2回の途中降機が必要）。有効期間1年

[料金表]

クラス	エコノミー	ビジネス	ファースト
3大陸	335,000円	656,300円	1,003,300円
4大陸	354,600円	780,400円	1,182,500円
5大陸	418,800円	895,200円	1,370,200円
6大陸	485,000円	978,200円	1,495,100円

※空港使用料、燃油サーチャージは含まれない

📍 スターアライアンス世界一周航空券

・マイルベースの運賃
・全旅程で16区間以内、途中降機は2〜15回まで
・同じ年での途中降機は1回だけ、経由・乗り換えは3回まで
・日本出発の翌日から帰国便の出発日までが、エコノミークラスは3日間以上、ビジネスクラスは10日間以上が必要
・有効期間は1年

[料金表]

クラス	エコノミー	プレミアムエコノミー	ビジネス	ファースト
29,000マイル以内	358,900円	553,800円	705,500円	1,141.000円
34,000マイル以内	422,700円	632,300円	822,000円	1,344,000円
39,000マイル以内	494.600円	734,800円	958,900円	1,504,800円

※通行使用料、燃油サーチャージは含まれない

　　　さて、勘がよい方は、もうピンときているのではないでしょうか？公示運賃でもお得に設定されているということは……「**マイルで世界一周航空券を発券するともっとお得！？**」はい、そうなんです。もっと

お得に世界一周できるんです。

それとも、「え？　そもそもマイルで世界一周航空券は発券できるの！？」と思われたでしょうか？　その答えは「yes」です。次の表をご覧ください。

📍 スターアライアンス世界一周航空券（ANAホームページより）

・全旅程の区間マイレージの合計に応じて必要マイル数を算出
・太平洋、大西洋を1回ずつ、飛行機を利用して横断する必要がある
・ルートは東回り、西回りのいずれかで逆戻りはできない
・出発地と最終帰着地の間で最大8回の途中降機が可能（ただし、ヨーロッパでの途中降機は3回まで、日本国内での途中降機は4回まで。
・出発国に戻る最後の国際線搭乗は、最初の国際線搭乗から10日以降
・最大12フライト区間に加え、最大4区間の地上移動・同じ都市での異なる空港間移動が可能

［必要マイル数］

全旅程の距離	エコノミー	ビジネス	ファースト
4,001 〜 7,000	38,000	63,000	90,000
7,001 〜 9,000	43,000	68,000	100,000
9,001 〜 11,000	55,000	85,000	120,000
11,001 〜 14,000	60,000	90,000	140,000
14,001 〜 18,000	65,000	105,000	160,000
18,001 〜 20,000	75,000	115,000	180,000
20,001 〜 22,000	85,000	125,000	200,000
22,001 〜 25,000	100,000	145,000	220,000
25,001 〜 29,000	120,000	170,000	260,000
29,001 〜 34,000	140,000	200,000	300,000
34,001 〜 39,000	160,000	220,000	340,000
39,001 〜 44,000	180,000	270,000	390,000
44,001 〜 50,000	200,000	300,000	450,000

後編　旅のプロが指南するリッチなドクターこそできるお得で快適な旅

📍 ワンワールド・エクスプローラー世界一周航空券（JALホームページより）

・全旅程の総旅程距離と利用するクラスに応じて必要マイル数を算出
・最大で16回まで乗降が可能
・北米大陸6回、その他の大陸各4回のフライト制限
・アジア大陸の途中降機は2回まで
・一部例外を除き、一度出た大陸にはもう一度入れない
・日本もアジア大陸に含まれる
・最低旅行日数制限なし（全旅程で2回の途中降機が必要）。有効期間1年

[必要マイル数]

全旅程の距離	エコノミー	ビジネス	ファースト
1 〜 4,000	25,000	48,000	72,000
4,001 〜 8,000	40,000	80,000	100,000
8,001 〜 10,000	50,000	85,000	110,000
10,001 〜 12,000	60,000	110,000	160,000
12,001 〜 14,000	70,000	115,000	165,000
14,001 〜 20,000	90,000	120,000	170,000
20,001 〜 25,000	120,000	150,000	230,000
25,001 〜 29,000	140,000	190,000	280,000
29,001 〜 34,000	150,000	200,000	300,000
34,001 〜 50,000	160,000	220,000	330,000

　どうでしょう？　アライアンスによってルールが異なるのはもうご存じのとおりで、ワンワールドは距離ではなく何大陸をまたぐか、スターアライアンスは単純に距離で使用マイル数が決まりますが、ワンワールド、スターアライアンスどちらの場合も、正規運賃に比べて驚くほど少ないマイル数で、世界一周できることが読み取れると思います。

　ワンワールドは大陸制を取っていること、また、ルールが複雑で規制が多いこともあって、初めて世界一周をしようという皆さんには、少し使い勝手が悪いと思います。今までANAマイルは使い勝手が悪いとマイナス点ばかり強調してきましたが、ここで登場させたいのがANAマイルです。

154

Section 2　快適でお得な旅をするためのテクニック

　例えば、東京→ニューヨーク→パリ→日本の場合、ビジネスクラス
は**正規運賃なら705,500円**かかるのが、なんとマイル利用なら
105,000ANA マイルで利用できるのです。表で示したとおり、総距
離 20,000 マイル以内なら、115,000ANA マイルで発券することが可能
で、例えば、東京→ロス→メキシコ→ボゴダ→バルセロナ→日本でも、
マイル利用なら 115,000ANA マイルでビジネスクラスが利用できるこ
とになります。

　非常にお得だと思いませんか！？　あとは、特典航空券席の予約に
ついてですが、ANA マイルで総じて取りづらいとお話ししたと思い
ますが、ANA マイルから同じアライアンスのほかの航空会社から発
券することについては、少々コツがいりますが、ANA から発券する
よりチャンスがあります。実際、私は少なくとも 30 人以上の世界一周
の発券のお手伝いをさせていただきました。

　いずれにしましても、私がここで強調したいのは、思ったよりずっ
と少ないポイントで世界を一周飛べるという事実です。もしかしたら、
すでに世界一周どころか、二周、三周できるほどポイントやマイルが
貯まってる方もいらっしゃるのではないでしょうか。この本を読んで、
これから貯めようと考えている方も、何だかワクワクしてきません
か！？

ここまで本章でご紹介してきたような方法で、思いもよらない旅を手に入れたM.A.Fメンバーのドクター、池田先生からお便りをいただきました。ここでご紹介したいと思います。

年末年始ファーストクラス4名でヨーロッパへ

医療法人理事長 旅好きだけどマイル初心者 池田 義博

　新型コロナ感染症で日常が一変したのが2020年、それ以前までの私は、年に2回は家族で海外旅行に行っていました。といっても、開業9年目の開業医です。長期の休暇はお盆休みと年末年始休暇のみで、チケット価格は最も高いうえに、入手すら困難な時期に丸被りです。とはいえ、医師という職業上、自由に長期休暇を取ることもできません。そこで、いつも泣く泣く安い航空券を嫁が探し、何とか近場の海外旅行を楽しんできました。それでも十分にリフレッシュできたし、大げさに言えば、人生の楽しみの一つでした。

　そんな中、コロナがやってきました。海外旅行なんていつになること

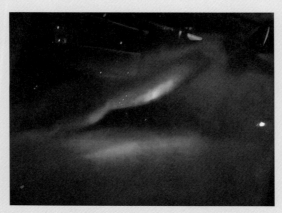

機内からみたオーロラ

やら、年2回の長期休暇は、国内旅行でリフレッシュするしかない時間が過ぎていきました。

　そして、いよいよコロナも落ち着き、世間も「海外旅行に行こう！」という機運が高まってきた2023年5月、「おお！　この年末はやっと海外旅行に行けるな！」と思わず言った瞬間の、嫁と娘の冷たい視線は今でも忘れません。残念ながら我が家には受験生がいたわけです。

　「すんません」としょぼくれて「今年も国内か〜。近場の温泉ぐらいは行きたいもんだ」と諦めの境地で日々は過ぎ、師走になりました。

　2023年12月6日、何と、思いのほか早く受験戦争が終了しました。親としてホッとし、ただただ娘には「お疲れさん！」と思ってた矢先、娘の口から「海外旅行行きたい！　できればオーストラリアがいいな〜」の言葉が……。

　「いやいや、もう12月入ったよ。この年末年始に海外って無理やろ！」と思いつつも、娘の頑張った姿と無邪気に行きたいという顔を見ると何とかするのがオヤジの役目！　です。

　そして、ここで登場いただくのが旅の師匠「服部そらさん」です。結局、オヤジの役目とかっこいいこと言っても服部さんに丸投げするだけです（笑）。考えてみると、服部さんたちのコミュニティの掲げる「人生の豊かさは思い出の数で決まる！」この言葉にそのまま乗っかって、いつもいつも丸投げで縋っているのが私です。

　娘の言葉に、メッセンジャーで「急遽12月30日発、1月5日帰国でオーストラリアへ家族4人行けますか？」と、連絡しました。もう出発まで1カ月もないので、当然「人気の旅行先でこの時期は厳しい」とのお返事が……。でも、「代わりにパリはだめですか？」とのご提案がありました。

　早速、家族会議を開くと「よく分からないけど、遠いし、簡単に行ける場所じゃないならパリでいいよ」と子供たち。服部さんに話を進めて

いただくようメッセージを送りました。

　ここからが凄まじいスピードでした。これぞ服部さんの真骨頂です！まず、エールフランスのビジネス4席を往復押さえてくれました。と同時に、パリの一押しガイドの邦子さんに連絡を入れてくださいました。次はホテル、これもポイント泊を押さえます……と、言葉で書くと簡単そうに見えますが、ここまでメッセンジャー上で逐一やり取りを何度も行います。今振り返っても、服部さんの話の展開のスピードについていくのがやっとでした。

　しかし、このままでは終わりませんでした。12月18日朝、「おはようございます。ファーストクラス乗りますか？」と服部さんからメッセージ。いろいろなやり取りの後、何と「成田―ロンドンがJALファーストで4席確保」できたのです！　夢のJALファーストクラス搭乗が遂に！……まさか12月9日に服部さんに投げかけて、このピークシーズンにロンドンまで家族4人でJALファーストが確定するとは、もう奇跡としか言いようがありません。

　ところが、話はこれでおしまいではありません。12月22日朝、

>「ちょいまち
>　で　きんきゅう
>今朝31発の
>羽田⇒パリの直行便ファーストに🈳でて。
>いまとりました」

と、暗号のようなメッセージが服部さんから届きました。ここから、また怒涛のようなやり取りの後、奇跡を超える奇跡が起こりました。羽田―パリのJALファースト4席が確保できたのです！

Section 2　快適でお得な旅をするためのテクニック

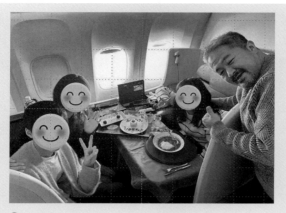

📍 念願のJALファーストクラスにて

　正直、興奮しすぎて、どんだけ凄いことが起こっているのか瞬時に理解できず、服部さんの「よし！　これで完璧ですね！」の言葉で我に返った記憶があります。

　以上、服部さんに我が家の我儘を突然丸投げしてからの13日間の軌跡でした。奇跡としか言いようがありません。フランス旅行の詳細は素晴らしすぎて、ここに書き記すにはスペースが足りません。皆さんも是非ご自身の目で耳で体で感じてきていただければと思います。

7. マイル界は人間界と同じ！？

　マイル旅について、いくつか紹介してきましたが、**マイルには特色があることに気づきはじめたのではないでしょうか？**　私は、マイル界は、人間界と似ていると考えています。

　と言いますのは、ANA国内線をお得に取るならUAマイル、ピークシーズンの特典航空券を取るならJAL、ANA以外の外資系航空会社マイル、そして世界一周航空券を取るならANAマイル……というように、

それぞれ活用するマイルが異なります。とはいえ、どの**航空会社もマイルのルールは変更されていきます**から、もちろんこの活用方法もいずれ変わるかもしれません。これを執筆しているさなか、JALから2024年1月、JALマイルプログラムが変更されるというプレスリリースがありました。また、2024年10月にはANA国内線の特典航空券必要マイル数が改定されました。このように他の航空会社でも変更されるのではないか……旅行をコーディネートする我々も目が離せません。

　ですが、間違いなく言えることは、皆さんが、もし1つのマイルだけを貯めようとしているとしたら、それは損、もしかしたら危険でさえある……ということです。

　マイル界は人間界と似ているとお伝えしたのは、人間は、誰しも得意・不得意分野があるように**マイル界もそれぞれ得意・不得意分野**があります。ドクターの皆さんは、医学生であった頃は全科を学び、インターンとしてさまざまな科で研修を重ねたうえで、各々が、内科、外科、皮膚科、耳鼻科、眼科……自分の専門分野を選択したことでしょう。そして専門性を深めるために日々研鑽を積んでいらっしゃるのではないでしょうか？　どのクリニックも標榜する専門分野があるように、マイル界もマイル分野において、特色があり、得意不得意があるのです。

　だからこそ、「§2. 快適でお得な旅をするためのテクニック→1. 旅をするならこのカード」でMarriott Bonvoy®Amexカードを紹介させていただきました。なぜなら、このクレジットカードは、**貯まったポイントをJALマイル、ANAマイルのみだけではなく、さまざまな航空会社のマイルに交換することができます**。各々のマイルプログラムが得意分野を持っているということであれば、その時にその時に合わせて、マリオットポイントをそこを得意とするプログラムを持つ航空

会社のマイルに交換するのはいかがでしょう？

　今回は、紙面の関係で、ピークシーズンでも特典航空券が取れるかもしれない方法、ピークシーズンでも特典航空券でハワイに行けるかもしれない方法、憧れの世界一周をファーストクラス・ビジネスクラスで達成する方法……の３つの例となりましたが、これはごくごく一部のみです。ヨーロッパ方面は？　東南アジア方面は？　それぞれ得意なマイレージプログラムを持つ航空会社があるということ、覚えておいてください。

　私が、梅岡先生にお声掛けをいただいてこの本を書いたことで、皆さんを少しでもワクワクさせることができたとしたら、本当に幸せです。それでは、次はMASAさんにバトンタッチ、旅をより快適にするために、主に航空会社のステータスについて、補足していただきたいと思います。

E. ホテルと航空会社、2つのステータスがあれば最強！！

1. ステータスで得られるサービス

　私、『MASA』こと金村からはステータスについてお話ししていきます。

　ステータスとは、社会的地位や物事の進行状態を示す際に用いられる言葉ですが、ここでは航空会社やホテルの会員ランクのうち上級ランクの会員を指す言葉だと思ってください。「上級ランクの会員になる＝ステータス」を持つと、通常ランクの会員や一見客とは一線を画すさまざまなサービスを受けることができます。これが旅の質をワンランクもツーランクもアップしてくれます。

　まずは、年末の海外旅行を想像してみてください。ニュースでもこれから海外へ向かう旅行者たちで大混雑した空港でのシーンが毎年映されますよね。次にお話しするのは、その場面での、まだステータスを持っていなかった何年も前の私の年末ハワイ旅行の経験談です。

　この時期のハワイ行き航空券は非常に高騰しており、エコノミークラスでも30万円前後、ビジネスクラスになると60万円以上が相場になります。さらに、ここへ滞在費が重なります。ある程度ラグジュアリーなホテルですと、最もグレードの低いスタンダードルームでも一泊あたり5万円はかかります（現在は物価高に円安も重なり、渡航費、宿泊費ともにこの頃の概ね1.5〜2.0倍はかかります）。

　これだけお金がかかっているにもかかわらず、贅沢とは程遠い旅です。空港ではチェックインカウンターでも保安検査場でも大行列に並び、そのうえ出発まで搭乗口付近のロビーで待つことになります。座る場所を探すのにも一苦労、スマホ充電やPC使用のためのコンセントの空きも簡単には見つけられません。ちなみに、ハワイ行きは日本の夜

Section 2 快適でお得な旅をするためのテクニック

に出発、7 時間ほど搭乗した後、現地の午前中に到着します。

　待ち疲れたところで、やっと飛行機に乗り込みすぐに機内食を食べ、お腹が落ち着いた頃に眠りにつきます。ぐっすり眠る間もなく飛行機を降り、入国審査を終え、預けた荷物が出てくるのを待ち、空港を後にします。**ホテルの部屋は低層階、バルコニーからは海もダイヤモンドヘッドも見えません。**でも、いいんです。ラグジュアリーホテルなので、部屋はきれい、ビーチも目の前、それなりに快適です。何よりも寒い日本から暖かいハワイへやって来て、年末の解放感も相まって満足していました。

　現在、**ステータスを持った私の旅行**は大きく変わりました。たとえば、直近の年末ハワイ旅行では以下のステータスの恩恵を受けています。

<航空会社>
・特典航空券の優先枠
・専用チェックインカウンター利用
・優先保安検査レーン利用
・ラウンジ利用
・優先搭乗
・無料手荷物の追加
・預け荷物の優先受け取り
<ホテル>
・アーリーチェックイン
・客室のアップグレード
・朝食無料
・ラウンジ利用
・レイトチェックアウト

それぞれを見ていきましょう。

163

(1) 航空会社におけるメリット

● 特典航空券の優先枠

今回の年末、ハワイ旅行はクレジットカードで貯まったマイルを利用して特典航空券で行くことにしました。ステータスを持っていることの優遇により、**特典航空券の優先枠**が用意されています。これにより、一席あたり 100 万円を超えていた**ビジネスクラスをマイル**でとることができました。

ちなみに、ステータスを持っていない方が検索をすると特典枠の空席無しと表示されていた日程です。

● 専用チェックインカウンター利用／優先保安検査レーン利用

空港は例のごとく大混雑です。しかし、**専用カウンターで並ぶことなくチェックイン**をし、**保安検査場でも優先レーン**を利用し、大混雑を横目にストレスなく進んでいきます。

● ラウンジ利用

前述したハワイ行きのフライトの時間を考慮し、**ラウンジで食事とシャワーを済ませてしまい**、あとはお酒を飲みながら眠気を誘いつつ、**搭乗時間ギリギリまでラウンジでゆっくり過ごします**。

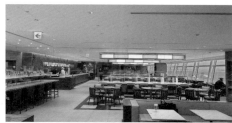

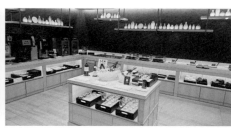

📍 空港内の専用ラウンジ

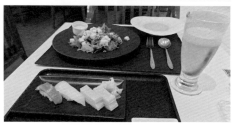

Section 2　快適でお得な旅をするためのテクニック

● 優先搭乗

　一足先に機内へ入り、必要な物以外は上の棚に収納し、席に座ってゆっくり出発を待ちます。

　食事もシャワーも既に済ませているので、離陸後はシートベルトサインが消えるとすぐに就寝できます。これで、到着後は元気に活動ができます。

● 預け荷物の優先受け取り

　荷物も早く出てくるので一足先に市街地へ移動できます。

● 無料手荷物の追加

　今回は途中で別の場所へ移動したので、ローカル線を利用しています。

　近年、欧米の航空会社ではローカル線の預け手荷物は有料化が進んでおり、最も安い運賃では預け手荷物料金が別途、必要になります。そのため、少し高くても預け手荷物料金が含まれている運賃を買うことになりますが、ステータスを持っていると**無料で預け手荷物の追加**が可能のため、最も安い預け手荷物料が含まれてない運賃で購入して、無料で預けることができます。

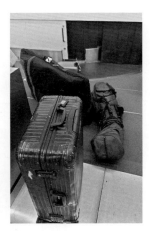

📍 早く出てきた預け荷物

(2) ホテルでのメリット

● アーリーチェックイン

アーリーチェックインは、午前到着には非常にありがたいです。これは確約ではありませんが、やはり、ステータスがあると優遇されているなと感じます。

● 客室のアップグレード

今回はホテルもクレジットカードで貯まったポイントを利用して、ラグジュアリーホテルのスタンダードルームを予約しました。これもステータスの恩恵により**部屋がアップグレード**されています。

予約した低層階のスタンダードルームではなく、高層階の広い部屋で、海もダイヤモンドヘッドもバルコニーから眺めることができます。今回は年末ということもありスイートルームはすでに埋まっていましたが、**過去にはゴールデンウィークでもスイートルームに**アップグレードしていただいたこともあります。

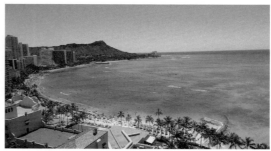

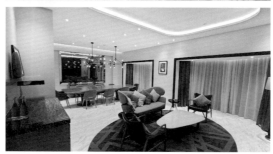

Section 2　快適でお得な旅をするためのテクニック

● 朝食無料／ラウンジ利用

　私は海外ではローカルのお店で食事をするのが好きなので、今回、**朝食無料**の権利は一度だけの利用でした。

　ラウンジは喉が渇いたときやゆっくりコーヒーが飲みたいときに重宝しました。夕方のカクテルタイムになるとお酒と食事が出るのですが、ディナーのためにお腹をあけておきたいので少しだけの利用にとどめました。

　また、ホテルによっては外食する必要がないほど料理やドリンク（お酒も）が充実しているラウンジもあります。

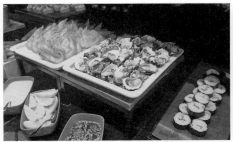
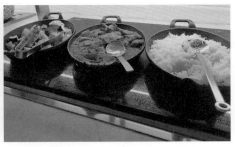

📍 充実のホテルラウンジ

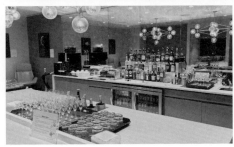

● レイトチェックアウト

　今回は途中で別のホテルに移動したので **16 時までのレイトチェックアウト**は非常にありがたいです。午前中にチェックアウトしておいて、荷物を預けて……という煩わしさはなく、次のホテルのチェックインが始まってから余裕を持って移動ができます。

2. 航空会社のステータス

　ホテルのステータスについては、前述したそらさんの話や、実際のM.A.F のメンバーの先生方の体験談でお分かりいただけたと思いますので、ここから**航空会社のステータス**についてお話ししていきます。

　私が、皆さんからよく聞かれる質問があります。「航空会社の上級会員になって（ステータスを持って）いろいろなサービスを受けることができるそうなんですが、出張も行かないし、家族旅行も**年に2、3回ぐらいしか行かないんです。ステータスを持つ意味はありますか？**」

　私としては、そういう方にこそ、ステータスを持ってほしいのです。なぜかというと、年に2、3回ぐらいしか旅行をしない方というのは、おそらく、ゴールデンウィークだったり、夏休み、年末年始という**繁忙期に旅行に出かけるケースがほとんど**だと思います。こういった場面でこそ、ステータスが真価を発揮してくれます。飛行機は色々と面倒だからと、東京⇔大阪間はこれまで新幹線で移動していましたという方も、航空会社のステータスを持ってしまうと飛行機で移動するようになります。

　航空会社のステータスを持つとどうなるか……簡単に言うと、**エコノミークラスで飛行機に乗る場面であってもビジネスクラス以上の扱い**が受けられることになります。たとえば、バーゲンセールで購入したエコノミークラスのチケットを持って空港に行っても、行列ができている一般カウンターを横目に**ビジネスクラス（ファーストクラス）カウンター**でチェックインし、**ビジネスクラス（ファーストクラス）用の優先レーン**がある保安検査場を使用することができます。

　これらチェックインや保安検査は週末や繁忙期は非常に混雑しています。空港に到着して最初の段階から時間かかるところ、**専用レーンを使えるおかげで短縮**できます。写真を見てもらうと分かりやすいです。これはアメリカのシアトルにある空港で保安検査待ちをしている

行列です。ここに並ぶと非常に時間がかかりますが、ステータスを持っているとその右のほうにある「Premium」と書いてあるレーンを使用することができます。誰も並んでいませんよね。すぐに検査に向かうことができるので、一般レーンに並んでいる方とは圧倒的に所要時間が異なります。

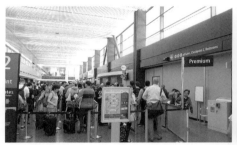 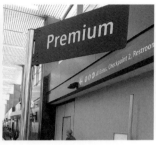

○ 一般レーンと専用レーンの違い

　次に、搭乗時間までラウンジでゆっくりくつろぐことができます。空港には**ラウンジは大きく分けて二種類**あります。一つは**クレジットカード会社が用意しているラウンジ**です。こちらは有料にはなりますが、ゴールドランク以上のクレジットカードをお持ちであれば無料利用できます。中はソフトドリンクと、パソコン作業ができる程度のスペースとコンセントぐらいは確保できます。利用のハードルは低いので大きな空港になればなるほど非常に混雑しています。

　もう一つは**航空会社ラウンジ**。こちらのラウンジはビジネスクラス以上に搭乗するお客様のために用意されているものですが、**ステータスを持っているとエコノミークラスに乗る方でも利用することができます**。もちろん、別途料金を請求されることはありません。中はゆとりのある空間になっていて、**食事やお酒**は充実しています（日本国内線は、食事については軽食またはスナックのみ）。また、シャワーや仮眠室、お仕事やパソコン作業に集中できるような**ブース型のデスク**を設

置しているラウンジもあります。国際線のラウンジだと「もう機内ではご飯食べなくてもいいよ」というような感じのビュッフェであったり、レストランが併設されているラウンジもあります。**JAL のファーストクラスラウンジには寿司職人**さんもおられます。

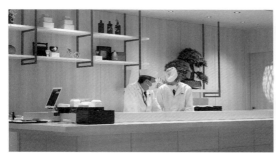
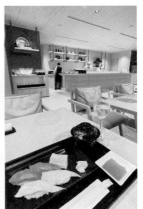

その後、**搭乗の場面**では、「ビジネスクラス（ファーストクラス）にご搭乗のお客様、どうぞ、ご搭乗ください」と呼ばれたタイミングで乗ってしまって良いのです。空いているうちに先に搭乗することで、通路が詰まったり、上の棚に自分の荷物を入れるスペースがなくなっていたりなどということがありません。

そして、チケットはエコノミークラスのものですので、座るのはもちろんエコノミー席になりますけれども……。**まれにビジネスクラスに空席が多いときは無償でアップグレードしてくれることがあります**。もちろん、声がかかるのはステータスをお持ちの方からです。私も何度か経験があります。

最後に、飛行機を降り、預けた手荷物を受け取ります。この際、ファーストクラス、ビジネスクラスの順に荷物が出てきますので、早い段階で荷物を受け取って空港を後に次の行動に移ることができます。

ステータスを持っているだけで、混雑を回避し、時間にも気持ちにも余裕が持てます。

3. 航空会社のステータス取得

　まず前提として、世界には1,000以上の航空会社があります。飛行機の国内線は自国内、国際線は海外（自国発着）を運航します。日本の航空会社ANAの飛行機は、日本国内と日本⇔国外間を運航していますが、自国発着が必要ですので勝手に**国外⇔国外間を運航することはできません**。例えば、日本からアメリカに向かって飛んで行くことはできますし、アメリカから日本に向かって飛んで帰ってくることもできますが、アメリカ国内の都市間を運航してよいのかというと、これはできません。

　ここで、ANAに乗ってラスベガスまで行きたいというお客さんがやって来ました。残念ながらANAはラスベガスには飛行機は飛ばしておらず、近くだとロサンゼルスかサンフランシスコであれば飛んでいます。「弊社ではロサンゼルスからラスベガス間に飛行機を飛ばすことができませんので、ロサンゼルスまで航空券を販売いたします。ご面倒ですが、ロサンゼルスからラスベガスまではアメリカの航空会社の航空券をご自身で手配してください」となるわけですが、お客さんからすると不便です。「乗り継ぎ時間や荷物のことを色々考えると、ああ面倒だ。それだったら、日本からアメリカの航空会社でまとめて買おうかな」と考えるかもしれません。ここでANAが一手打ちます。アメリカの航空会社ユナイテッド航空に声をかけ、「ユナイテッド航空さん、弊社と手を組みませんか？」（と言ったかどうかは私の作り話なので知りませんが）。これで、先ほどラスベガスに行きたいと言っていたお客さんに「弊社はユナイテッド航空と提携していますので、日本からロサンゼルスをANA、ロサンゼルスからラスベガスまではユナイテッド航空という航空券をセットご購入いただけますよ」という

ふうに販売することができます。こうなると航空会社にとっても、お客さんにとっても非常に便利です。こういった**相互サービスを目的とした提携が各国航空会社の間**でどんどん広がっていき、大きな塊ができあがっていきました。それが「**アライアンス（航空連合）**」と呼ばれるものです。そらさんが詳しくお話ししたと思いますが、現在は以下の３つがあります。重なる部分もありますが、復習を兼ねてもう一度お読みください。

ANA が加盟している世界最大の航空連合「**スターアライアンス**」、JAL が加盟している「**ワンワールド**」、日本の航空会社はありませんが、大韓航空、エールフランスなど馴染みの深い航空会社が加盟している「**スカイチーム**」です。

・スターアライアンス：25 社（ANA 加盟）
・ワンワールド：13 社（JAL 加盟）
・スカイチーム：19 社

（2024 年 10 月現在）

一方で、各航空会社は、ANA であれば ANA マイレージクラブ、JAL は JAL マイレージバンクといったふうに、それぞれ独自の会員制度を設けています。航空会社の会員になるメリットは何かというと、会員になって飛行機に乗ることによってマイレージという名のポイントがもらえます。このマイレージを貯めて無料の航空券に交換できますよと、お客を囲い込んでいきリピーターになってもらいます。まあ、これはどこの業界も同じですよね。ただし、航空会社の世界は少し特殊です。

たとえば、ヨドバシカメラで商品を購入する際に「ヤマダ電機のポイントカードしか持っていないので、ヤマダのポイントで貰えますか？」という、即答で断られそうな話も、航空業界では OK なんです！また、ヤマダ電機で商品を購入する際に「ヨドバシカメラのポイント

で支払ってもいいですか？」、これも航空業界では OK なんです！
同じアライアンス内では、各航空会社は密に連携を取りあっています
ので、せっかく同じアライアンスなんだから「マイレージも共有すれ
ばお客さまは喜ぶんじゃない？？？」といった具合に、同じアライア
ンス内に加盟している**航空会社間では**マイレージを相互利用できるよ
うになっています。

　ANA で貯めたマイルは、ANA はもちろん、ANA 以外のスターア
ライアンス加盟の航空会社に利用することができ、また、スターアラ
イアンスに加盟している外国の航空会社に乗った際に獲得できるマイ
ルを ANA マイルとして貯めることができます。ちなみに、ANA で
貯めたマイルを JAL で使用………これはできません。両社は別アライ
アンスに加盟しているためです。

　エミレーツ航空やエティハド航空のように、そもそもどのアライア
ンスにも加盟していない航空会社等は、個別に業務提携を結びマイル
やサービスの相互利用を行っています。また、アライアンスの枠を超
えて個別に提携しているケースもあります。ここまでは前提として、
知っておいてください。

　次に **ANA マイレージクラブ**という会員組織はどうなってるか見て
いただきます。会員にはだれでも無料でなることができます。ノーマ
ル会員からスタートし、飛行機に乗っていくと、**ブロンズ会員**、**プラ
チナ会員**、**ダイヤモンド会員**とランクアップしていきます。

ANA ANAマイレージクラブ（AMC）	スターアライアンス	ユナイテッド航空 マイレージプラス
AMCダイヤモンド会員Ⓕ		マイレージプラス プレミア1K会員
AMCプラチナ会員Ⓒ	ゴールド Ⓒ	マイレージプラス プレミアプラチナ会員
スーパーフライヤーズ会員Ⓒ		マイレージプラス プレミアゴールド会員
AMCブロンズ会員	シルバー	マイレージプラス プレミアシルバー会員
AMC会員	―	マイレージプラス会員

　ここにⒸと言う記号が記してあるのは、その会員ランクになればビジネスクラス扱いを受けられるという意味です。ということは、ANAプラチナ会員になると、ビジネスクラス扱いを受けられるという意味ですが、ふとこの表の横に目をやると、スターアライアンスの「ゴールド会員Ⓒ」と書いてあります。これはどういうことかと言いますと、先ほど、各航空会社は同じアライアンス内では密に連携をとっているとお話をさせていただきましたが、ここが重要です。**ANA で上級会員**になったと思いきや、それだけではなく、**スターアライアンス加盟全社でビジネスクラス扱いを受けられるスターアライアンス・ゴールド会員**も同時に手に入ります。ANA 一社の上級会員になれば、スターアライアンス加盟 25 社の上級会員になるのと同じようなものなのです。非常に価値が高いです。

　さらに、これは本当に便利なのですが、たとえば、ANA でアメリカのロサンゼルスまで行き、ユナイテッド航空に乗り継いでラスベガスに向かいます。ここで発生する待ち時間に**ユナイテッド航空のラウンジが使える**のです。外国の空港の混雑した椅子に座って待つことなく、ラウンジに入ってくつろぐなり、仕事するなりできるのです。

　ここで疑問が出てきます。これはユナイテッド航空で上級会員になっても、スターアライアンス・ゴールド会員になる＝ANA でも上級

会員の扱いを受けるということにもなりますよね？　理論的にはその通りですが、これに関しては、ANAでステータスを獲得していただいた方がよいです。あくまでも、ステータスを獲得することが目的ではなく、サービスの恩恵を受けることが目的ですので、日本に住んでいる限りユナイテッド航空よりANAに乗ることが多いと思いますので、より恩恵を受けることのできる頻度が高いANAで獲得する理由の一つ目です。あともう一つ大きなメリットがありますが、後ほどお話します。

　JALの方も同じく、下表のとおりJALの**ノーマル会員**からスタートし、飛行機に乗っていくと、**クリスタル会員**、**サファイア会員**、**ダイヤモンド会員**というふうにランクアップしていきます。

　これも同じく、JALのサファイア会員になればビジネスクラス扱いを受けられると同時に、**ワンワールド加盟13社すべて**でビジネスクラス扱いを受けられる**ワンワールド・サファイア会員**の資格もついてきます。ワンワールドはスターアライアンスと比べると実質半数ぐらいしか加盟航空会社がありませんので、スターアライアンスの方がお得に見えますが、ワンワールドは**アライアンス加盟全社でファーストク**

| JAL | | ワンワールド | ブリティッシュ・エアウェイズ エグゼクティブクラブ |
JALマイレージバンク（JMB）	JALグローバルクラブ（JCC）		
JMB ダイヤモンド会員Ⓕ	JGCダイヤモンド会員Ⓕ JGCプレミアム会員Ⓕ	エメラルドⒻ	エグゼクティブクラブ ゴールド会員
JMB サファイア会員Ⓒ	JGCサファイア会員Ⓒ JGCクリスタル会員Ⓒ JGC（ノーマル）会員Ⓒ	**サファイア**Ⓒ	エグゼクティブクラブ シルバー会員
JMB クリスタル会員	—	ルビー	エグゼクティブクラブ ブロンズ会員
JMB会員	—	—	エグゼクティブクラブ ブルー会員

ラス扱いを受けられるエメラルド会員というランクを用意しているのが特徴です。

　表で⑤の記号がついているのがファーストクラス扱いを受けることのできる会員ランクです。もし、JALで最上級会員であるダイヤモンド会員になるとワンワールド加盟の他の航空会社でもファーストクラス扱いを受けられるワンワールド・エメラルド会員も手に入ります。スターアライアンスの場合は、アライアンス全部の会員はビジネス扱いであるゴールドまでです。ANAでもしダイヤモンド会員になったとしても、ANAではファーストクラス扱いを受けられますが、スターアライアンス加盟の他の航空会社ではビジネスクラス扱いという格差が起きてしまいます。

　では、具体的に、ANA、JALそれぞれどういうふうに**ステータスランクが上がっていくのか**という説明に入っていきます。

　その前に、**スカイチームではすぐに上級会員になることが可能**です。スカイチームに加盟しているデルタ航空がスカイマイルという会員制度を持っており、この中のビジネスクラス扱いを受けるゴールドメダリオン会員にはクレジットカード「**デルタ スカイマイル アメリカン・エキスプレス®・ゴールド・カード**」を作成するだけで、上級会員になることができるのです。と同時に、スカイチーム加盟全社でビジネスクラス扱いを受けられるスカイチーム・エリートプラス会員の資格がついてきます。ただし、無条件でゴールドメダリオン会員になれるのは最初の1年だけで2年目以降はこのクレジットカードでの前年利用金額が150万円以上の場合のみゴールドメダリオンが継続となります。スカイチームの飛行機に乗る機会が少ない、全くないという方にとっては特に必要のないクレジットカードです。

4. ANA の上級会員になるには

　ANA の会員になって、飛行機に乗るとマイレージという名のポイントがもらえるというお話はしましたが、実はこれと同時に**搭乗成績**もつけられています。ANA ではこの成績の点数のことを**プレミアムポイント（pp）**と呼んでおり、要するにどれだけ飛行機にたくさん乗ってくれたか、お金を落としてくれたか、ということが数値化されカウントされています。このプレミアムポイントは何かに交換することはできません。本当にただ単に搭乗成績を現すだけものです。ただし、**特典航空券等の無料での搭乗はカウントされません**ので、お金を払ってどれだけ飛行機に乗ったかで数値化されるポイントです。

　ANA では、50,000pp を超えるとプラチナ会員になることができるので、50,000pp 超えがステータスを獲得するということになります。プレミアムポイントは 1 月 1 日から 12 月 31 日の 1 年間で計算され、年が明けると 0pp にリセットされます。**30,000pp を超えるとブロンズ会員、50,000pp を超えるとプラチナ会員、100,000pp を超えるとダイヤモンド会員**という順番で会員ランクが上がっていきますので、飛び始めたら**年をまたがないように年内に一気に 50,000pp を超えて**ください。**会員サービスは獲得翌年の 4 月から 1 年間**になりますが、獲得時から事前サービスが始まるため、早く獲得すればするほどサービスを受けられる期間は長くなります。

　プラチナ会員の受けられるサービスはたくさんあります。主要なものは次頁の表にまとめていますのでご覧になってみてください。

● ANAマイレージクラブ（AMC）メンバーステータス別サービス一覧

	ダイヤモンド	プラチナ	スーパーフライヤーズ（SFC）	ブロンズ	ノーマル
	スターアライアンス・ゴールド	スターアライアンス・ゴールド	スターアライアンス・ゴールド	スターアライアンス・シルバー	–
獲得（入会）・継続条件	前年10万PP以上	前年5万PP以上	SFCクレカ保有のみ	前年3万PP以上	なし
有効期限	1年	1年	実質無期限	1年	無期限
専用デスク	ダイヤモンドデスク	プラチナデスク	スーパーフライヤーズデスク	ブロンズデスク	AMCデスク
コンシェルジュサービス	○	×	×	×	×
予約時空席待ちの優先	◎	○	○	△	×
事前座席指定の優先	◎	○	○ ※一部有料	△ ※一部有料	×
空港での当日空席待ちの優先	◎	○	○	△	×
ANAラウンジの無料利用	種別S ANA SUITEラウンジ/ダイヤモンドラウンジ	種別A ANAラウンジ	種別A ANAラウンジ	種別A △ マイルまたはUGポイント使用可能	種別B ×
手荷物受け取りの優先	FIRSTタグ	PRIORITYタグ	PRIORITYタグ	×	×
搭乗ボーナスマイル（ANAカードあり）	120〜130%	95〜105%	35〜50%	45〜55%	10〜50%
搭乗ボーナスマイル（ANAカード無し）	115〜125%	90〜100%	–	40〜50%	なし
マイルの有効期限	なし	3年	3年	3年	3年
マイル⇒ANAコイン交換レート	最大1.7倍	最大1.7倍	最大1.6倍	最大1.7倍	最大1.2倍
国内線先行予約	◎	○		×	×
特典航空券の空席待ち	◎	×		×	×
優先チェックインカウンター	SUITE	PREMIUM	PREMIUM	×	×
無料手荷物の追加許容量	+20kg	+20kg	+20kg	×	×
優先保安検査場	SUITE	PREMIUM	PREMIUM	×	×
優先搭乗	Group 1	Group 2	Group 2	Group 3・4	Group 3・4
国際線特典航空券の優先枠					
エコノミークラス有料事前座席指定	指定料免除	指定料免除	有料	有料	有料
優先チェックインカウンター	ファーストクラス	ビジネスクラス	ビジネスクラス	プレミアムエコノミークラス	×
無料手荷物の追加許容量	+1個	+1個	+1個	+1個	×
優先保安検査場	SUITEレーン/プライオリティレーン	プライオリティレーン	プライオリティレーン	×	×
優先搭乗	ファーストクラス	ビジネスクラス	ビジネスクラス	×	×
電話事務手数料の免除	○	×		有料	有料
SA便優先チェックインカウンター	ゴールド/ビジネスクラス	ゴールド/ビジネスクラス	ゴールド/ビジネスクラス	×	×
無料手荷物の追加許容量	重量制+20kg/個別制+1個	重量制+20kg/個別制+1個	重量制+20kg/個別制+1個	×	×
優先保安検査場	ゴールドトラック/プライオリティレーン	ゴールドトラック/プライオリティレーン	ゴールドトラック/プライオリティレーン	×	×
加盟航空会社ラウンジの無料利用	ビジネスクラス/ゴールド	ビジネスクラス/ゴールド	ビジネスクラス/ゴールド	×	×
優先搭乗	○	○		×	×
手荷物受け取りの優先	PRIORITYタグ	PRIORITYタグ	PRIORITYタグ		

※上記のサービスは搭乗クラスに付帯するサービスが重複している場合は、項目ごとに優位なサービスが適用されます。項目ごとに優位な方が適用されます。

◆ 上記のサービスや航空券等の搭乗クラスに付帯するサービスやANAカードに付帯する特典や重複するサービスが重複している場合は、項目ごとに優位なサービスが適用されます。
◆ AMCステータスとスーパーフライヤーズのサービスが重複する期間は、項目ごとに優位な方が適用されます。
◆ 優先チェックインカウンター、優先保安検査場、優先搭乗ラウンジが設置されていない空港もあります。

©2024 M.A. Stands Promotion All Rights Reserved.

Section 2　快適でお得な旅をするためのテクニック

　ただ、引っかかるのは、せっかく頑張って 50,000pp 分の飛行機に乗って手に入れたプラチナ会員の資格も有効期限はたったの 1 年間だけ。ずっと上級会員でいようと思うと毎年毎年、飛行機に乗り続けないといけない。ここで、もう一度、前頁の表を見てほしいのですが、プラチナ会員の右横にある**スーパーフライヤーズ会員**という会員ランクです。プラチナ会員になるには 50,000pp 獲得が必要なのに、ここには**クレジットカード保有のみ**となっています。しかも、有効期限は**実質無期限**となっています。そこで、サービス内容を見比べてみると、あれ？　受けられるサービスがほぼ同じなんですよね。50,000pp 分の飛行機に乗って受けられるサービスと、クレジットカードを作るだけで受けられるサービスが同じとなると、このカードを作るほうが絶対に手っ取り早いですよね。このクレジットカードは ANA スーパーフライヤーズカード（SFC）と言い、年会費 1 万円台から 10 万円台のものまで数種ありますが、いずれにも「ANA スーパーフライヤーズ会員とスターアライアンス・ゴールド会員」の資格が付いています。ただし、このカードは作りたいと言って申し込んでも誰でもが作れるわけではないのです。このカードの申し込みには条件があり、**ANA のダイヤモンド会員かプラチナ会員しか申し込むことができない**のです。

　ということは、どうするのか。まず、最初の 1 年だけ頑張って飛行機に乗っていただいて 50,000pp を超え、**プラチナ会員になったら有効期限が切れるまでに、スーパーフライヤーズカードを申し込みます**。これでスーパーフライヤーズカードを手に入れることができれば、もうあとはこっちのものです。ANA やスターアライアンス上級会員の資格はクレジットカードに付いてくるサービスですので、**クレジットカードを更新し続けているだけで、ほぼ ANA プラチナ会員と同じサービスを受けられる**スーパーフライヤーズ会員の資格が半永久的にずっとついてきます。これが、前述していました ANA でポイントを取得する大きなメリットです。

JCOPY 498-14862

179

後編　旅のプロが指南するリッチなドクターこそできるお得で快適な旅

さらに、このスーパーフライヤーズカードには、もう一つメリットがあります。それは**家族カードを発行する**ことで、家族は飛行機に乗らなくても**上級会員になれる**ということです。ちなみに、航空会社も一人旅をメインにはしていませんので、たとえば、上級会員の方がラウンジに入る際には**同行者1名も一緒に連れて入る**ことができます。

さて、ここで**両親と子ども2人の4人家族**の旅行を想定してください。**お父さんだけがプラチナ会員の場合はどうしますか？**　ラウンジに入れるのは**お父さんとあと一人**になります。お父さんとお母さんだけがラウンジに入るか、または、お父さんチームとお母さんチームに分かれて、お父さんチームだけがラウンジに入るかの選択になります。ここでもし、お父さんが**スーパーフライヤーズ会員**になっていたうえで、お母さんに家族カードを発行していると、お父さんは同行者1名を連れて入れ、お母さんも同行者1名を連れて入れます。これで、**4名でラウンジに入る**ことができます。

ＡＮＡ スーパーフライヤーズ会員になることによって、ステータスを半永久的にキープできるということと、家族カードを発行することによって分身が作れるということになります。

それでは流れを整理しましょう。まずは**ＡＮＡの会員になる。お金を払って飛行機に乗り、一年間で 50,000pp を超えてプラチナ会員になる。そしてプラチナ会員でいる間にスーパーフライヤーズカードを作成する。**ちなみに、このステータスを獲得するために飛行機に乗ることは「ステータス修行」や単に「修行」と呼ばれています。

ところで、搭乗成績のプレミアムポイントは距離（区間基本マイル）×予約クラス（25 〜 150%）×路線倍率（1.0 〜 2.0 倍）＋搭乗ボーナス（0 〜 400pp）で計算されます。

距離は分かりやすいですよね。遠くまで乗れば乗るほど点数が高い

です。予約クラスは上はファーストクラスから下はエコノミークラスまで、その中で細かく購入運賃によって分かれますが、ハイクラスであればあるほど点数が高いです。この掛け算に路線倍率が絡んできます。**日本国内線は2.0倍**、日本発着の**アジア・オセアニア路線は1.5倍**、その他エリア（アメリカ、ヨーロッパ等）とANA以外のスターアライアンス加盟航空会社に乗った場合は1.0倍です。

　表は東京（羽田・成田）を発着するフライトで予約クラス100%・搭乗ボーナス400ppという条件でANA・JAL便に乗った場合、どれだけポイントが獲得できるかを高得点順に並べたものです。

$$\text{■ANA獲得PP} \atop \text{■JAL獲得FOP}= \underset{\text{(区間基本マイル)}}{\text{距　離}} \times \underset{\text{(積算率25～150\%)}}{\text{予約クラス}} \times \underset{\text{(1.0～2.0倍)}}{\text{路線倍率}} + \underset{\text{(0～400p)}}{\text{搭乗ボーナス}}$$

【路線倍率】×2.0倍：日本国内線　×1.5倍：日本発着のアジア・オセアニア路線（アライアンス便除く）×1.0倍：その他エリア、アライアンス便

ポイント獲得ランキング

計算例）東京（成田/羽田）発着のANA直行便・JAL直行便に搭乗し、積算率100%の予約クラスで、搭乗ボーナス400pが付いた場合の片道分

※ANA・JALともにウラジオストク（ロシア）の路線倍率はアジア枠で扱う。

順位	国	都市(空港コード)	空港	ANA獲得PP	JAL獲得FOP	距離	積算率	路線倍率	搭乗ボーナス
日本		東京[TYO]	NRT 成田・HND 羽田						
1	オーストラリア	メルボルン[MEL]	MEL メルボルン	—	8,037	5,091	100%	オセアニア 1.5倍	400
2	オーストラリア	パース[PER]	PER パース	7,789	—	4,926	100%	オセアニア 1.5倍	400
3	オーストラリア	シドニー[SYD]	SYD キングスフォード・スミス	7,694	7,695	4,863	100%	オセアニア 1.5倍	400
4	メキシコ	メキシコシティ[MEX]	MEX メキシコシティ	7,403	—	7,003	100%	その他 1.0倍	400
5	アメリカ	ワシントンD.C.[WAS]	IAD ダレス	7,162	—	6,762	100%	その他 1.0倍	400
6	アメリカ	ニューヨーク[NYC]	JFK ジョン・F・ケネディ	7,123	7,123	6,723	100%	その他 1.0倍	400
7	アメリカ	ボストン[BOS]	BOS ローガン	7,100	—	6,700	100%	その他 1.0倍	400
8	アメリカ	ヒューストン[HOU]	IAH ジョージ・ブッシュ・インターコンチネンタル	7,058	—	6,658	100%	その他 1.0倍	400
9	アメリカ	ダラス[DFW]	DFW ダラス・フォートワース	—	6,836	6,436	100%	その他 1.0倍	400
10	インド	ムンバイ[BOM]	BOM チャトラパティ・シヴァージー・マハラージ	6,701	—	4,201	100%	アジア 1.5倍	400
11	アメリカ	シカゴ[CHI]	ORD オヘア	6,683	6,683	6,283	100%	その他 1.0倍	400
12	インド	ベンガルール[BLR]	BLR ケンペゴウダ	—	6,621	4,147	100%	アジア 1.5倍	400
13	イギリス	ロンドン[LON]	LHR ヒースロー	6,614	6,614	6,214	100%	その他 1.0倍	400
14	フランス	パリ[PAR]	CDG シャルル・ド・ゴール	6,594	6,594	6,194	100%	その他 1.0倍	400
15	イタリア	ミラノ[MIL]	MXP マルペンサ	(6,477)	—	(6,077)	100%	その他 1.0倍	400
16	ベルギー	ブリュッセル[BRU]	BRU ブリュッセル	6,460	—	6,060	100%	その他 1.0倍	400
17	インド	チェンナイ[MAA]	MAA チェンナイ	6,425	—	4,017	100%	アジア 1.5倍	400
18	ドイツ	デュッセルドルフ[DUS]	DUS デュッセルドルフ	6,359	—	5,959	100%	その他 1.0倍	400
19	ドイツ	フランクフルト[FRA]	FRA フランクフルト	6,328	6,328	5,928	100%	その他 1.0倍	400
20	ドイツ	ミュンヘン[MUC]	MUC ミュンヘン・フランツ・ヨーゼフ・シュトラウス	6,266	—	5,866	100%	その他 1.0倍	400
21	トルコ	イスタンブール[IST]	IST イスタンブール/アタテュルク	(6,148)	—	(5,748)	100%	その他 1.0倍	400
22	オーストリア	ウィーン[VIE]	VIE ウィーン	6,099	—	5,699	100%	その他 1.0倍	400
23	アメリカ	サンディエゴ[SAN]	SAN サンディエゴ	—	5,954	5,554	100%	その他 1.0倍	400
24	インド	デリー[DEL]	DEL インディラ・ガンジー	5,884	5,884	3,656	100%	アジア 1.5倍	400
25	アメリカ	ロサンゼルス[LAX]	LAX ロサンゼルス	5,858	5,858	5,458	100%	その他 1.0倍	400
26	スウェーデン	ストックホルム[STO]	ARN アーランダ	(5,839)	—	(5,439)	100%	その他 1.0倍	400
27	インドネシア	ジャカルタ[JKT]	CGK スカルノ・ハッタ	5,818	5,818	3,612	100%	アジア 1.5倍	400
28	フィンランド	ヘルシンキ[HEL]	HEL ヘルシンキ・ヴァンター	—	5,629	5,229	100%	その他 1.0倍	400
29	アメリカ	サンノゼ[SJC]	SJC ノーマン・Y・ミネタ・サンノゼ	5,562	—	5,162	100%	その他 1.0倍	400
30	アメリカ	サンフランシスコ[SFO]	SFO サンフランシスコ	5,530	5,530	5,130	100%	その他 1.0倍	400
31	マレーシア	クアラルンプール[KUL]	KUL クアラルンプール	5,407	5,407	3,338	100%	アジア 1.5倍	400
32	シンガポール	シンガポール[SIN]	SIN チャンギ	5,368	5,368	3,312	100%	アジア 1.5倍	400
33	アメリカ	シアトル[SEA]	SEA シアトル・タコマ	5,175	5,175	4,775	100%	その他 1.0倍	400
34	カナダ	バンクーバー[YVR]	YVR バンクーバー	5,081	5,081	4,681	100%	その他 1.0倍	400
35	ロシア	モスクワ[MOW]	DME ドモジェドボ	(5,064)	5,064	4,664	100%	その他 1.0倍	400
36	ミャンマー	ヤンゴン[RGN]	RGN ヤンゴン	4,876	—	2,984	100%	アジア 1.5倍	400
37	タイ	バンコク[BKK]	BKK スワンナプーム	4,703	4,704	2,869	100%	アジア 1.5倍	400
38	カンボジア	プノンペン[PNH]	PNH プノンペン	4,538	—	2,759	100%	アジア 1.5倍	400
39	ベトナム	ホーチミンシティ[SGN]	SGN タン・ソン・ニャット	4,459	4,459	2,706	100%	アジア 1.5倍	400
40	アメリカ	コナ[KOA]	KOA エリソン・オニヅカ・コナ	—	4,396	3,996	100%	その他 1.0倍	400
41	アメリカ	ホノルル[HNL]	HNL ダニエル・K・イノウエ	4,231	4,231	3,831	100%	その他 1.0倍	400
42	ベトナム	ハノイ[HAN]	HAN ノイバイ	3,841	3,841	2,294	100%	アジア 1.5倍	400
43	中国	成都[CTU]	CTU 成都双流	3,550	—	2,100	100%	アジア 1.5倍	400
44	フィリピン	マニラ[MNL]	MNL ニノイ・アキノ	3,220	3,220	1,880	100%	アジア 1.5倍	400
45	中国	香港[HKG]	HKG 香港	3,135	3,135	1,823	100%	アジア 1.5倍	400
46	中国	広州[CAN]	CAN 広州	3,133	3,133	1,822	100%	アジア 1.5倍	400
47	中国	深圳[SZX]	SZX 深圳宝安	3,119	—	1,813	100%	アジア 1.5倍	400
48	日本	石垣[ISG]	ISG 石垣	2,848	2,848	1,224	100%	日本国内 2.0倍	400
49	中国	武漢[WUH]	WUH 武漢天河	2,695	—	1,530	100%	アジア 1.5倍	400
50	中国	廈門[XMN]	XMN 廈門	2,680	—	1,520	100%	アジア 1.5倍	400
51	台湾	高雄[KHH]	KHH 高雄	—	2,637	1,491	100%	アジア 1.5倍	400
52	台湾	台北[TPE]	TPE 桃園/TSA 松山	2,395	2,395	1,330	100%	アジア 1.5倍	400
53	中国	北京[PEK]	PEK 北京首都	2,369	2,370	1,313	100%	アジア 1.5倍	400
(cf)	日本	那覇[OKA]	OKA 那覇	2,368	2,368	984	100%	日本国内 2.0倍	400
54	中国	杭州[HGH]	HGH 杭州蕭山	2,209	—	1,206	100%	アジア 1.5倍	400
55	中国	上海[SHA]	PVG 浦東/SHA 虹橋	2,066	2,067	1,111	100%	アジア 1.5倍	400
56	中国	青島[TAO]	TAO 青島	2,059	—	1,106	100%	アジア 1.5倍	400
57	中国	大連[DLC]	DLC 大連	1,963	1,963	1,042	100%	アジア 1.5倍	400
	アメリカ/グアム	グアム[GUM]	GUM グアム	—	1,961	1,561	100%	その他 1.0倍	400
58	中国	瀋陽[SHE]	SHE 瀋陽	1,880	—	987	100%	アジア 1.5倍	400
59	韓国	ソウル[SEL]	GMP 金浦/ICN 仁川	1,537	1,537	758	100%	アジア 1.5倍	400
(cf)	日本	福岡[FUK]	FUK 福岡	1,534	1,534	567	100%	日本国内 2.0倍	400
(cf)	日本	札幌[SPK]	SPK 新千歳	1,420	1,420	510	100%	日本国内 2.0倍	400
60	ロシア	ウラジオストク[WVO]	WVO ウラジオストク	1,414	1,414	676	100%	アジア 1.5倍	400
61	韓国	釜山[PUS]	PUS 釜山	—	1,327	618	100%	アジア 1.5倍	400
(cf)	日本	大阪[OSA]	ITM 伊丹/KIX 関西/UKB 神戸	960	960	280	100%	日本国内 2.0倍	400
(cf)	日本	名古屋[NGO]	NGO 中部/NKM 小牧	786	786	193	100%	日本国内 2.0倍	400

※ANA⑮、㉑、㉓、㉟は新規開設延期中。就航日未定。

※掲載内容は2022年10月頃の情報によるものです。情報は予告なく変更されることがありますので、必ずANA、JALホームページ等、公式情報をご確認ください。

📍 ポイント獲得点数順

後編　旅のプロが指南するリッチなドクターこそできるお得で快適な旅

　日本から最も遠くに飛んでいる直行便はメキシコシティ、そして、ワシントン、ニューヨーク、ボストンなどアメリカ東海岸の都市です。しかし、獲得ポイントのベスト3はメルボルン、パース、シドニーといったオーストラリアの都市になります。これは路線倍率が影響しています。日本からオーストラリアはそこそこ距離がある上に路線倍率が1.5倍です。つづいて、4位にやっとメキシコシティ、アメリカの東海岸となり、皆さん大好きハワイのホノルルは41位、中距離でその他エリアになるため路線倍率1.0倍とそんなに点数が稼げません。さらに、グアムになると、那覇に飛ぶよりも点数が低くなります。

　国際線で海外に飛んで点数を稼ぐ場合はオーストラリアか、アメリカ東海岸などの長距離路線が手っ取り早いのですが、料金も高騰していますし、ちょっと遠いなという方に関しては、東南アジアがオススメです。

　予約クラスは点数もですが、料金にも影響してきますので、こちらは慎重に選んでください。

　次頁の表は国際線も国内線も下から上に、同列内では右から左に向かい料金が上がっていきます。例えば、ANA国際線のビジネスクラスの予約クラスCとZでは料金は大きく変わります。しかし、**獲得できる点数は同じ**です。Zの段階で購入できるかどうかでコスパは変わってきます。また、安いからといって予約クラスPの運賃を購入すると、出費は抑えることができても点数もさほど獲得できないことになってしまいます。

　次に、国内線で飛ぶ場合はできるだけ長い距離、沖縄方面（那覇、できれば宮古、石垣）にプレミアムクラスを利用するほうが点数は効率よく稼げます。**プレミアムクラス**に関しては、「スーパーバリュープレミアム28」と「プレミアム株主優待割引」、このどちらかがコスパが良いかと思います。ANAのプレミアムクラスについてはANAの国

ANA国際線 予約クラス

搭乗クラス	予約クラス		積算率	搭乗ボーナス
ファーストクラス	F / A		150%	400pp
ビジネスクラス	J	[ファーストへのアップグレード対象]	150%	400pp
	C / D / Z		125%	400pp
	P		70%	400pp
プレミアムエコノミークラス	G / E	[ビジネスへのアップグレード対象]	100%	400pp
	N		70%	400pp
エコノミークラス	Y / B / M	[ビジネス、プレエコへのアップグレード対象]	100%	400pp
	U	[ビジネス、プレエコへのアップグレード対象]	70%	0pp
	H / Q	[プレエコへのアップグレード対象]	70%	0pp
	V		50%	0pp
	W / S / T		50%	0pp
	L / K		30%	0pp

JAL国際線 予約クラス

搭乗クラス	予約クラス		積算率	搭乗ボーナス
ファーストクラス	F / A		150%	400fop
ビジネスクラス	J / C / D / I *1	[ファーストへのアップグレード対象]	125%	400fop
	X *1		70%	400fop
プレミアムエコノミークラス	W / R	[ビジネスへのアップグレード対象]	100%	400fop
	E		70%	400fop
エコノミークラス	Y / B	[ビジネス/プレエコへのアップグレード対象]	100%	400fop
	H / K	[ビジネス/プレエコへのアップグレード対象]	70%	400fop
	M		70%	400fop
	L / V / S		50%	400fop
	O*2 / G*2 / Q / N		30%	0fop

*1 2021年11月5日の搭乗分から「X」と「L」が入れ替わりました。
*2 2021年4月1日の搭乗分から「O」、「G」に30%に変更されました。

ANA国内線 運賃種別

搭乗クラス	運賃種別	積算率	搭乗ボーナス
プレミアムクラス	◈プレミアム運賃 / ◈プレミアムビジネスきっぷ	150%	400pp
	◈バリュープレミアム3 / ◈スーパーバリュープレミアム28 / ◈プレミアム株主優待割引	125%	400pp
	◈国際線(日本国内区間)F / A	150%	0pp
普通席 ※プレミアムクラスに有償アップグレードした場合、元の購入した運賃種別から積算率が50%引になります。	◈フレックス / ◈ビジネスきっぷ	100%	400pp
	◈バリュー1・3・7 / ◈株主優待割引	75%	400pp
	◈バリュートランジット / ◈バリュートランジット7・28	75%	200pp
	◈スーパーバリュー21・28・45・55・75 / ◈スーパーバリューEARLY	75%	0pp
	◈スーパーバリューSALE / ◈個人包括旅行運賃	50%	0pp
	◈国際線(日本国内区間)Y / B / M	100%	0pp
	◈国際線(日本国内区間)U / H / Q	70%	0pp
	◈国際線(日本国内区間)V / W / S	50%	0pp
	◈国際線(日本国内区間)L / K	30%	0pp

JAL国内線 運賃種別 ※2023年4月12日よりリニューアルされました。

搭乗クラス	運賃種別		積算率	搭乗ボーナス
ファーストクラス	◈フレックス ◈JALカード割引 ◈ビジネスフレックス / ◈離島割引 ◈特定路線離島割引		150%	400fop
	◈株主割引		125%	400fop
	◈セイバー ◈往復セイバー ◈スペシャルセイバー		125%	200fop
	◈包括旅行運賃		100%	400fop
	◈国際線(日本国内区間)F / A		★150%	400fop
クラスJ ※ファーストクラスに有償アップグレードした場合、元の購入した運賃種別から積算率の分+40fopになります。	◈フレックス ◈JALカード割引 ◈ビジネスフレックス / ◈離島割引 ◈特定路線離島割引		110%	400fop
	◈株主割引		85%	400fop
	◈セイバー ◈往復セイバー ◈スペシャルセイバー		85%	200fop
	◈包括旅行運賃		60%	400fop
	◈国際線(日本国内区間)J / C / D / I		★125%	400fop
	◈国際線(日本国内区間)X		★70%	400fop
普通席 ※クラスJに有償アップグレードした場合、元の購入した運賃種別から積算率の分+10fopになります。 ※ファーストクラスに有償アップグレードした場合、元の購入した運賃種別から積算率のみになります。	◈フレックス ◈JALカード割引 ◈ビジネスフレックス / ◈離島割引 ◈特定路線離島割引		100%	400fop
	◈株主割引		75%	400fop
	◈セイバー ◈往復セイバー ◈スペシャルセイバー		75%	200fop
	◈包括旅行運賃		50%	0fop
	◈国際線(日本国内区間)Y / B		100%	400fop
	◈国際線(日本国内区間)H / K / M		★70%	400fop
	◈国際線(日本国内区間)E		★70%	0fop
	◈国際線(日本国内区間)L / V / S		★50%	0fop
	◈国際線(日本国内区間)O / G / Q / N		★30%	0fop

★ 2022年7月1日の搭乗分から変更になりました。

※ANA国際線・JAL国際線について上記にない予約クラスではポイントはつきません。国内線については一部変更しているため上記にない運賃種別でポイントがつくものもあります。
※特典航空券での搭乗では搭乗ボーナス(PP、FOP)はカウントされません。また、マイレージ等の特典利用や無償でのアップグレードの場合は元の購入クラス・種別のままでのポイント計算されます。
※国際線アライアンス便に搭乗の場合は上記と予約クラスのアルファベット記号、積算率、搭乗ボーナスが異なります。

予約クラス別ポイント積算率と搭乗ボーナス

　内線ファーストクラスに相当しますので、ラウンジの利用や優先搭乗ができ、機内食、お酒も提供されます。「スーパーバリュープレミアム28」と「プレミアム株主優待割引」利用で、**東京⇔那覇間**を飛んだ場合、片道あたり **2,860pp** 獲得できます。もし、東京⇔那覇間だけで50,000pp に達しようと思うと**約18回（9往復）**乗ることになります。

　なお、コスト、あるいは出費を下げたい場合は、普通席でも、もちろん構いませんが、獲得点数が下がる分、ポイント獲得に必要な乗る回数も多くなります。「バリュー」または「**株主優待割引**」で乗っていただくと **1,876pp**、こちらで**約26回（13往復）**乗る必要があります。

　ちなみに、株主優待割引については、ステータス修行だけでなく、何かと使えるシーンが多いので、この機会に知っておいて損はないで

後編　旅のプロが指南するリッチなドクターこそできるお得で快適な旅

す。株主優待割引とは、株主優待券を持っていれば正規料金の半額で航空券を購入できます。特に、当日飛行機に乗る必要が出てきた際などは有効です。航空券の当日運賃は非常に高額ですので、**株主優待割引**を知っていれば、半額で済ますことができるのでお得です。株主優待券は株主でなくても**金券ショップ、ネットオークション**で簡単に入手することができますし、急ぎの場合はインターネットで株主優待番号のみ販売してくれるサイトもあります。

　以上は基本的な話を踏まえた、ほんの一例ですが、これらを理解しているだけでも修行はしやすくなります。もっと効率よく点数を獲得する方法はあるのですが、紙面ではとても説明しきれないためここでは割愛させていただきます。

　また、**クレジットカードをたくさん利用される方**にはライフソリューションサービスがあります。ANA カードの利用（年間 400 万円以上の決済）や ANA の指定されたサービスの利用（機内販売、パッケージツアー等 7 サービス以上利用）することによって、プラチナ会員になるのに**本来 50,000pp 必要なところを 30,000pp でクリアできる**などハードルが下がります。こちらは毎年、条件がちょっとずつ変わっていますので、利用してみようと思われるタイミングでホームページで確認されることをお勧めします。「**ANA ライフソリューションサービス**」と検索してみてください。

5. JAL の上級会員になるには

　JAL については、仕組みは、ほぼ ANA と同じです。JAL では搭乗成績のことを **FLY ON ポイント（fop）** と呼んでおり、FLY ON ポイントは 1 月 1 日から 12 月 31 日の 1 年間で計算され、年が明けると 0fop にリセットされます。また、搭乗回数もステータス獲得基準に採用されており、こちらも 1 年間で計算されます。

Section 2　快適でお得な旅をするためのテクニック

　30,000fop または 30 回搭乗を超えるとクリスタル会員、50,000fop または 50 回搭乗を超えるとサファイア会員、100,000fop または 120 回搭乗を超えるとダイヤモンド会員という順番で会員ランクが上がっていきます。FLY ON ポイントの点数計算の仕方、点数獲得の考え方、株主割引の存在等、このあたりは ANA と全く同じです。

　また、会員サービスは獲得**翌年の 4 月から 1 年間**になりますが、獲得時から事前サービスが始まるのも ANA と同じです。

　こちらも、主要なサービスを次にまとめていますのでご覧になってみてください。

　ここからは JAL の ANA とは大きく異なる点になります。

　JAL も ANA のスーパーフライヤーズカードのように、**JAL グローバルクラブカード（JGC）**を作成し半永久的にステータスをキープできる制度はあります。

　これまでは、ANA と同じく最初の 1 年だけ頑張って 50,000fop または 50 回搭乗を超えでサファイア会員になり、その間に JAL グローバルクラブカードに申し込むという流れでした。これが **2024 年からルールが変わり、JAL グローバルクラブカードを申し込み、作成するには、新しく導入された「Life Status ポイント」を 1,500 ポイント獲得する必要があります。**ポイントの付与は、

・JAL グループ国内線：搭乗 1 回につき 5 ポイント
・JAL 国際線：距離 1,000 マイルごとに 5 ポイント
・その他：JAL カード等の利用に応じて 1～5 ポイント

　1,500 ポイント獲得するには、もし、**国内線のみなら 300 回、国際線のみなら地球 12 周**の距離を飛行機に乗る必要があります。この Life Status ポイントは単年でリセットはされず、累積でカウントされます

JCOPY　498-14862

185

後編　旅のプロが指南するリッチなドクターこそできるお得で快適な旅

● JALマイレージバンク（JMB）会員／JALグローバルクラブ（JGC）会員ステイタス別サービス

特典（入会）・継続条件	JGCダイヤモンド	ダイヤモンド	JGCプレミア	JGCサファイア	サファイア	JGCクリスタル	JGC（ノーマル）	クリスタル	ノーマル
	ワンワールド・エメラルド	ワンワールド・エメラルド	ワンワールド・エメラルド	ワンワールド・サファイア	ワンワールド・サファイア	ワンワールド・サファイア	ワンワールド・サファイア	ワンワールド・ルビー	―
	JGCクレカ保有＋前年10万FOP以上または120回以上搭乗	前年10万FOP以上または120回以上搭乗	JGCクレカ保有＋前年8万FOP以上または80回以上搭乗	JGCクレカ保有＋前年5万FOP以上または50回以上搭乗	前年5万FOP以上または50回以上搭乗	JGCクレカ保有＋前年3万FOP以上または30回以上搭乗	JGCクレカ保有のみ	前年3万FOP以上または30回以上搭乗	なし
有効期限	1年	1年	1年	1年	1年	1年	実質無期限	1年	無期限
専用デスク	ダイヤモンド・プレミアデスク	ダイヤモンド・プレミアデスク	ダイヤモンド・プレミアデスク	サファイアデスク／JGCデスク	サファイアデスク	JGCデスク	JGCデスク	クリスタルデスク	JMBデスク
予約時空席待ちの優先	◎	◎		○	○	×	○	×	×
事前座席指定の優先	○	○		○	○	○	○	国内×／国際○	×
空港での当日空席待ちの優先	種別S	種別S		種別A	種別A	種別A	種別A	種別A	種別B
JALラウンジの無料利用	ファーストクラス／ダイヤモンド・プレミアラウンジ			サクララウンジ	サクララウンジ	サクララウンジ	サクララウンジ	国内×／国際○	×
手荷物受け取りの優先	FIRSTタグ			JGCタグ	JGCタグ	JGCタグ（クリスタル以上のみ）	JGCタグ	△（国際線ファーストクラス利用時のみ）	×
搭乗ボーナスマイル（JAL, AA搭乗）	130%	100%	105%	105%	105%	55%	35%	55%	0～25%
搭乗ボーナスマイル（BA搭乗）	100%	100%		100%		55%	35%	25%	×
搭乗ボーナスマイル（IB搭乗）		なし		50%		55%	35%	25%	×
マイルの有効期限	なし	なし		3年	3年	3年	3年	3年	3年
国内線先行予約	○	○		○	○	×	×	×	×
特典航空券の先行予約	○	○		×	×	×	×	×	×
ダイヤモンド特典航空券	○	○	×	×	×	×	×	×	×
優先チェックインカウンター	ファーストクラスカウンター			JGCカウンター	JGCカウンター	JGCカウンター（サファイア相当）	JGCカウンター	×	×
優先保安検査場	+20kg			+20kg	+20kg	+10kg	+20kg	+10kg	×
優先搭乗	ファーストクラス			JGCエントランス	JGCエントランス		JGCエントランス	×	×
国際線優先チェックインカウンター	優先搭乗			優先搭乗2	優先搭乗2	優先搭乗	優先搭乗	×	×
無料手荷物の追加許容量	ファーストクラス			ファーストクラス2	ファーストクラス2	ビジネスクラス	ファーストクラス	ビジネスクラス	×
優先保安検査	+1個			+1個	+1個	+1個	+1個	+1個	×
OW優先チェックインカウンター	優先搭乗1／ファースト			優先搭乗2／ビジネス	優先搭乗2／ビジネス	優先搭乗2／ビジネス	優先搭乗2／ビジネス	優先搭乗2／ビジネス	×
無料手荷物の追加許容量	ファーストクラス			ファーストトレーン	ファーストトレーン	ファーストトレーン	ファーストトレーン	×	×
優先保安検査場	重量制＋20kg／個別制＋1個			重量制＋15kg／個別制＋0～1個	重量制＋15kg／個別制＋0～1個	重量制＋15kg／個別制＋0～1個	重量制＋15kg／個別制＋0～1個	×	×
加盟前空会社ラウンジの無料利用	ファーストクラス			ファーストトレーン	ファーストトレーン	ファーストトレーン	ファーストトレーン	×	×
優先搭乗	ファーストクラス			ビジネスクラス	ビジネスクラス	ビジネスクラス	ビジネスクラス	×	×
手荷物受け取りの優先	FIRSTタグ／PRIORITYタグ			PRIORITYタグ	PRIORITYタグ	PRIORITYタグ	PRIORITYタグ	×	×

◆上記のサービスは航空券の搭乗クラスに付帯するサービスやJALカードに付帯する特典が重複している場合は、項目ごとに優位なサービスの方が適用されます。
◆優先チェックインカウンター、優先保安検査場、航空会社ラウンジが設置されていない空港もあります。

©2024 M.A. Stands Promotion All Rights Reserved.

ので、地道に積み上げていくことができます。

　以上のように、JAL については単年でステータス獲得を狙い、毎年乗り続けるか、半永久的なキープに向けて Life Status ポイントを地道に積み上げてくかの二段構えとなります。なお、JAL 機に乗ると FLY ON ポイント、搭乗回数、Life Status ポイントはいずれもカウントされます。

　上級会員を半永久的にキープできる JAL グローバルクラブカードを作成したあとは、家族カードで分身を作ることができる等は ANA とまったく同じです。

6. マイルやポイントを有効活用して修行

　ANA には「ANA SKY コイン」（1 コイン＝ 1 円相当）、JAL には「eJAL ポイント」（1 ポイント＝ 1 円相当）という自社の航空券やツアー商品の購入に使用できる独自の電子マネーのようなものが存在します。これらを使用して航空券を購入しても現金で買ったのと同じ扱いがなされます。ということは、お金を払って飛行機に乗る必要があるステータス修行にも有効だということです。

　そして、これらは主にマイルから交換することで入手できます。ANA マイルから SKY コインへの交換レートは交換数やクレジットカードのランク、ANA 会員ランクなどで変わりますが、1 マイル＝ 1.0 〜 1.7 コインです。JAL マイルから eJAL ポイントへの交換レートは交換数に応じて二通りで、1,000 マイル＝ 1,000 ポイントか、10,000 マイル＝ 15,000 ポイントです。

　マイルが余っていて有効期限までに使用しきれず失効させてしまっている方、Marriott Bonvoy® Amex カードのポイントがたくさん余っている方は是非、有効活用してください。

　これまでも私のセミナーを受講いただいた方の中で、余ったマイルをコインに交換し修行をした方はたくさんいらっしゃいます。また、

貯まり過ぎたマリオットポイントをマイルに交換し、それをコインに交換し、現金は使用することなく、修行した方も何人もいらっしゃいます。

　いかがでしょうか？　航空会社のマイルや、クレジットカードのポイント、ステータスに少しでも興味を持っていただけたでしょうか？この本をきっかけに、皆さんがより快適な旅を手に入れてくだされば、私たち、『そら＆MASA』は光栄に思います。クレジットカードのポイント制や航空会社のマイル規定などは、改訂されることが少なくありません。私たちは、常にそれらの広報に注意し、皆さんに情報を提供し続けたいと思っています。

"自分を変える"旅行例

開業医梅岡の旅行記
―こんな体験しませんか？―

インド・ムンバイの旅で瞑想

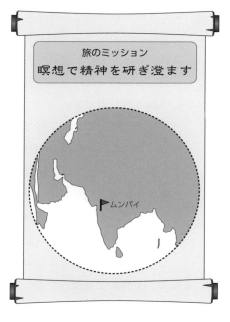

旅のミッション
瞑想で精神を研ぎ澄ます

ムンバイ

　私の旅におけるハイライトはいろいろあります。もちろん、家族でハワイに行って、久々に童心に帰って子どもたちと一日中遊んだという、仕事のことは忘れて家族と一緒にとにかく楽しかったという思い出もあるのですが、私がした旅で何といっても衝撃的で一番先に頭に浮かぶのが、**インド・ムンバイへの瞑想修行の旅**です。この世に生を受けて半世紀、学生の頃から旅行好きで相当あちこち行って、異なる文化に触れている私でも、人生観が変わるくらいの旅、それがインド・ムンバイ旅行でした。

　実は、私がこれまで近寄らなかった分野に、「スピリチュアルなこ

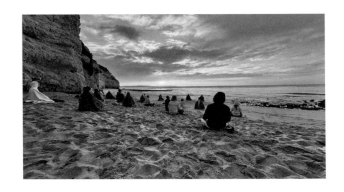

と」があります。私もかつては、医学は理論、すべてエビデンスがあって成り立っているのだから、医学とスピリチュアル、つまり霊的なこととは相容れないと思っていました。ですが、WHO（World Health Organization：世界保健機関）が 1998 年に「肉体的、精神的に健常な状態」としていた健康の定義を、「肉体的、精神的及び霊的に健康な状態」と改定したのです。霊的、つまりスピリチュアルが健康の定義に追加されたのです。

開業医となって 15 年、病気でないことと健康であることの違いに気付いていた私は、この WHO の改定が、正に私が目指している、患者さん皆さん、少し広げて地域の皆さん、もっと大きく言えば、日本中の皆さんが健康になって、日本の未来が明るくなることに繋がってくると思っています。いくら高度な医療を提供しても、心が健康にならなければ、人は幸せにならないのです。

しかし、残念ながら、この改定のニュースは、日本ではあまり話題になりませんでした。背景には、日本は、特に戦後は、潜在的に宗教やスピチュアルなものを遠ざけようとしているからではないかと思います。ですが、本来私たち日本人は、スピリチュアルなものに馴染んで生活しているのではないかと思います。なぜかと言うと、例えば、多くの方がお正月には神社仏閣にお参りしますし、現に私のクリニッ

クには、若いのに趣味で御朱印集めを行っているスタッフもいます。

　そういう私はと言えば、自他ともに認める現実主義、その実、霊的な考えや行為には、ほとんど関心はありませんでした。ところが、2019年、世の中では、COVID-19のニュースが飛び交いだした頃、私は、インド・ムンバイの山奥に瞑想修行に行くことになりました。直接の理由は、ある他業種の経営者の方からお誘いを受けたからなのですが、間接的には、その話を聞いたとき、当時常に心の中にあった組織のトップに欠かせないアンガーマネジメントのヒントの一つが瞑想にあるのではと、ピンときたからです。とてもタイムリーなお誘いでした。

　その修業では、**山奥の人里離れた寺院の中で1週間、朝9時から深夜までずっと一日中座禅をして瞑想**するという、日頃、常に精力的に活動している私には、考えられない経験をすることになりました。

　最初はなかなか自分の心の底に向き合えない時間を過ごしたのですが、導師の導きで頭の中に灯る炎を連想し、その炎に集中していると、スッと瞑想に入れることが分かりました。私が瞑想から得られたことは、自分の心の内面は、自分が思っていた以上に奥が深いということで、覗いても覗いてもまだまだ自分では見切れないところがあると分かったことです。そして、本当の自分と向き合おうと思っても、日常の生活ではもちろんできなくて、座禅を組んで1週間、ずっと見つめ続けたから見えてきたのだと思います。日々を過ごす情報社会を抜け出して、日常と断絶して1週間、食事と言えば、肉も出ない、魚も出ない、もちろんお酒も出ません。ですが、精神的にも身体的にも健康を手にした旅でしたし、スピチュアルなことに無関心だった私が、言葉にできないスピチュアルなことも感じることができたのです。

　そして、自分のアンガーマネジメントのヒントがあるのではと思った直感は大当たりでした。瞑想をとおして自分自身の悩みを見たとき

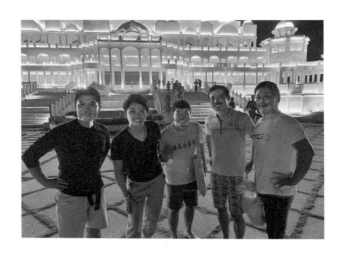

に、自分のできてないところを無意識に自分で責めていたり、スタッフに対して怒りを示したり、そうすることによって自分のストレスを発散していたり……そうしていた自分に気付かされました。それらの行為が、自分のこれからの人生に必要なことかと改めて考えてみると、答えは NO。私の周りのみんなが HAPPY になるためには、まずは、自分自身がストレスを溜め込まないで、ゆとりを持って日々を過ごすことが必要なことと感じました。

また、人の上に立つ者なら誰にでも必要なアンガーマネジメント、この旅のおかげで、自分で何かが掴めたので、同じ苦労をされているドクターの皆さんにお伝えしたくて、2024年に書籍を発刊する運びになりました(『キレやすい開業医が伝える クリニック アンガーマネジメント』(中外医学社))。これも、突き詰めて考えると、留守を預けた代診ドクターやスタッフと、まったく連絡が取れない状況になることも恐れず、その時間をつくったからできたのです。

自分が知らないことが絶対あると信じ、その姿勢で物事に接していると、何か情報に触れたときに、自分の中のセンサーが働いて、「これ面白そう」「何か興味持てるな」「何か得るものがあるな」と感じて行動

に移せるようになります。もし、例えばこの旅の本を手にしたとしても、「俺は旅行もいろいろ行ってきたし、不自由なく暮らしてるし、これ以上いいや」って思ってしまったら、それでお終い。新たな経験も知識も情報も何にも得られません。それは、5年、10年、15年経つとすごい差になると思っています。

　私は、得てして医師は偏差値が高くて頭が良い人がなるものと言われていますし、本当に能力の高い方の集まりだと私も思っています。ですから、病気の知識ももちろん大事ですし、診療をすることは医師の本分なので、その本分は全うする必要があります。と言いますより、それは当たり前で、それプラスアルファも広く柔軟に取り入れるようになれる能力の持ち主なのではないかなと思っています。特に、この本を読まれている皆さんは、外の世界にも目を広げたいと思っていらっしゃる方でしょうし、好奇心が旺盛で、より高みを目指す向上心も持ち合わせていらっしゃると思うので、その能力を最大限生かす人生を考えてほしいです。

　インド・ムンバイからの帰国後、毎朝の少しの瞑想が私の習慣となりました。それは、新たな一日を迎える私の朝の栄養の一つとなっています。

"自分を変える"旅行例　開業医梅岡の旅行記

ゴビ砂漠マラソン参加とクリニック

　私が医師となって以来、特に開業医としてもっとも大きなチャレンジだった旅行は、**ゴビ砂漠マラソンへ参加するために行った中央モンゴルへの旅**です。なぜ、大きなチャレンジだったかというと、自分の体力へのチャレンジだったことではなく、何といっても**2週間クリニックを空けること**に対してのチャレンジで、しかも砂漠なので、当然ネットも繋がらないという旅だったからです。

　私がクリニックを空けても、診療が続けられる体制とスタッフ教育はしっかりと行ってきたのだから大丈夫……と思う反面、身体的には今までで一番辛かったレースの最中でさえ、常にクリニックのことが気になっていたくらいです。

　当時の私は、さまざまなことにチャレンジして自分の限界を確かめたいと思っていました。野球やテニスに夢中になっていた高校や大学時代は、トレーニングのためのランニングは大嫌い、そんな私が、体調管理を考えて始めたランニングですから、最初は42.195kmのフルマラソンなんて走れるとは思っていませんでした。でも、せっかく走っているのだからとモチベーションアップのために挑戦したフルマラソンで、やっとの思いでしたが

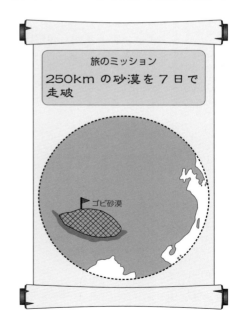

旅のミッション
250kmの砂漠を7日で走破

ゴビ砂漠

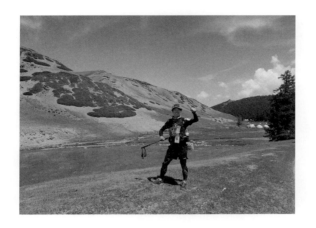

　完走した後は、疲れよりも言葉にできないくらいの達成感と充実感で満ちていました。「自分はもっとやれる」そんな気持ちになって、フルマラソンを完走した次は 100 キロマラソンに挑戦してみました。挑戦してみたら何とか走り切れて、もっとインパクトのある大会にもチャレンジしてみたいという気持ちがムクムクと頭をもたげてきました。

　そんな矢先、他業種の経営者同士数人で会食（飲み会）をしている最中に、**道なき道のアップダウンを 250km、しかも砂漠を走る**という**世界 4 大砂漠マラソン（ナミブ砂漠、アタカマ砂漠、ゴビ砂漠、南極）**の話が出ました。そのときは、ポカンという感じで、レースについてまったく想像がつかなかったけれど、後でネットで検索したり、いろいろ資料を集めたり、参加した人の話を聞いたりしてるうちに、「今その話を聞いたのは偶然ではなく、今がそのタイミングなのだ」と自分の中のチャレンジ精神に火が付いて、ゴビ砂漠ウルトラマラソンへの参加を申し込んでしまいました。

　勢いで申し込んだ砂漠マラソン、チャレンジすること自体はよかったのですが、そこでクリニックを 2 週間空けることに対する大きな不安と、院長が 2 週間もクリニックを空けていいのか、という慣習に反する行為へのうしろめたさもちょっぴり感じていました。最終的に実

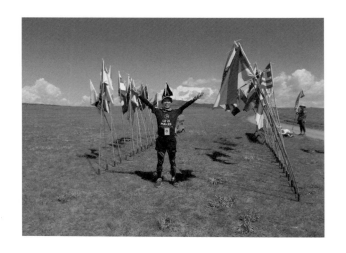

行できたのは、まず、周りにいる家族や友達、クリニックのスタッフ達に砂漠マラソンに挑戦することを宣言して、引くに引けない状況をつくったことで、あとは自分自身が腹をくくって、いらぬ心配を断ち切るだけだったと思っています。

　ゴビ砂漠マラソンは、広大なモンゴルの草原、砂丘、そして大きな岩の谷を、何度もアップダウンしながら横断して250km、自分の**1週間分の食糧を全部ザックに背負いこんで、7日間で完走する**というものです。そこでは、砂漠の昼は暑くて晩は寒いということを身をもって体験しました。今も鮮明に覚えていますが、昼は47℃、晩は3℃、そんな状況の中、**標高2,000mを超えるスタート地点**から、谷を下って**標高100mくらいの地点も通るという気温差も高低差も激しいレース**で、生まれて初めて本当の意味での脱水症になりました。医師の一人として、常識として脱水症を知ってはいましたし、一応は予防方法も知ってはいましたが、心も体も余裕のない状態に追い詰められて防ぐことはできず、改めて脱水症はほんとうに怖いと痛感しました。

　砂漠マラソンでリタイアすると聞いて、皆さんはどんな原因を想像されるでしょうか？　おそらく多くの方が体力が尽きてリタイアする

と思われるのでしょうが、実は違うのです。当然、参加者はみんな250km走れる体力を備えてきているツワモノ揃いです。そのツワモノが、ほとんどの場合、脱水症になるか足の裏のマメでリタイアを余儀なくされます。

「足の裏のマメくらい我慢すれば走れるでしょ」と思われるかもしれませんが、針でマメをつついて滲出液を出してテーピングするのですけれど、さらにそこにまたマメできて、またつぶしてテーピングをするの繰り返しです。もう、足の裏全面が破けて、グジュグジュです。そういう状態で、砂漠だけでなく川の中も走らなければならないので、ランニングシューズの中も水浸しで、マメのできた足の裏がふやけた状態のところに砂が入って、足のマメをツンツン刺激して、そこにまたマメができて、それはそれは壮絶な痛みと戦わなければなりません。マメの手当ては他の参加者より巧いはずですが、手当てが追い付かない状態になります。

幸いなことに、私は各チェックポイントの通過基準タイムをクリアして、完走することができたのですが、背負う荷物の量を減らしたくて携行する水をケチったことで、脱水症になりましたし、足のマメとも戦いました。そして、一緒に走っている参加者がリタイアしていくのを何人も見ました。そういったものすべてを含めて一日の行程をやっとの思いで終えて、だだっぴろい砂漠の中でゲルに横になり、360度見渡すと、そこは、周囲に誰もいなくて自分一人の世界。頭に浮かんできたことは、自分が日本で、それもちっちゃいクリニックで悩んでいる問題なんて、とにかくちっちゃ過ぎて**「自分は、なんかちっちゃいことで悩んで考えてる、ちっちゃい人間だなー」**と、本当にこのときも人生観が変わりました。

つまり、自分の中の悩みがすごく小さくなった気がしたと同時に、**もっと広い視野で世界を見たり、自分を捉える**ことで、フォーカスが変わることに気付いたのです。フォーカスが変わるというのは、すごい

大事なことで、同じ事象が起きていても、どこにフォーカスするかで、受け取り方も異なれば、それに対する考え方も異なってきます。

　心理学を学ぶとよく出てくる、一般的にも知られた**コップの話**です。コップに水が半分残っているとします。もう半分しか残っていないと思うか、まだ半分も残っていると思うか、同じ事象でも、どこにフォーカスするかで捉え方が異なるというあの話です。

　心理学では、人間の状態管理の中で重要なのが、「フォーカス」と「ランゲージ」と言われています。どこにフォーカスするかと同じくらい大切なことがランゲージで、前向きな言葉を使うか、いつも後向きな言葉で愚痴を言うか……それでも思考が変わります。さらに、もう一つ重要なのが「フィジオロジー」。姿勢や歩き方、表情などの動きのことで、胸を張って上を向いて行動するのと、下を向いてうつむき加減で行動するのでは、考え方も結果も違ってくると言われています。男性ホルモン・テストロテロンの分泌量が数十パーセントも違うという報告も出ているほどです。

　「フォーカス」「ランゲージ」と「フィジオロジー」、これらをどう使ってどう状態管理をするかという観点で、自分の「フォーカス」がだいぶ変わったのは、ゴビ砂漠マラソンのとき以来だと感じています。ですから、コロナが蔓延して、患者さんが減った診療科１位、２位の耳鼻咽喉科と小児科を運営している私の法人・梅華会の小児科の分院を一つ閉じることになったときも、「いやはや、これはマジやばいなー。法人がもう潰れるんじゃないかな」との不安はありませんでした。正直言えば、頭をよぎりはしましたけれど、最終的には「なんとかなるわ」と思ったら、本当になんとかなりました。これも**砂漠マラソンを経験して、自分の周りに起こる事象に対するフォーカスが変化したおかげ**だと思っています。

　このように、私自身に大きな変化をもたらしたゴビ砂漠マラソンで

したが，ここで，私の一番の不安材料だった留守中のクリニックについて，お話ししたいと思います。

　まず，対患者さんとして大問題となる**代診は，非常勤ドクター３人を採用**し，交代で対応していただきました。診療のすり合わせをしておくことで，このことに関しての不安はまったくありませんでした。

　次に，クリニックの運営に関して最初に私が行ったことは，私が抜ける**２週間を自分の中で想定してシミュレーション**することです。すると，例えば，その途中で資金繰りに困ったらとか，医療機器に不都合が起きたらとか，私がいないと対応に困ることが見えてきますので，その対策をあらかじめ考えて体制を整えておけばいいわけです。具体的にお話しすると，今まで自分が行ってきたこれらの業務について，この業務に関してはこのスタッフ，この業務についてはこのスタッフというように，**スタッフに権限移譲する**……これだけです。とはいえ，いきなり権限移譲するわけにはいきませんから，**ある程度の期間を掛けてスタッフ教育**をしました。

　私の経験から言えば，それを**スタッフに任せたら案外できる**のです。そうなったら動き始めるわけで，自分にしかできないと思ってた業務は，本当はスタッフにもできる……単なる自分の思い込みだったと知るきっかけにもなりました。ですから，皆さんもクリニックを飛び出して旅行に行くことを，権限移譲のためのスタッフ教育のタイミングにしてもいいのかな，と思うくらいです。と言いますか，あえて，**自分が現場から離れることも大切**かと思うのです。院長が常に現場にいるから，スタッフはちょっと困ったら何でも院長に頼もうとします。たとえどんな事態が起きても，院長が２週間も音信不通の状態になることは，院長も覚悟がいりますが，スタッフにも覚悟ができるきっかけになるかなと思います。私は，クリニックに戻ったとき，以前より自信をもって生き生きと働くスタッフの姿を目にし，自分の考えに間違いはないと確信しました。

もう一つ、このときの副産物を紹介したいと思います。それは、**私の留守中の全体ミーティング**です。**私からのメッセージは、動画に撮っておいて流そう**ということにしました。この経験があったので、大きく世界を揺るがしたコロナ禍、対面でのスタッフミーティングは限られてしまいましたが、私のメッセージは、何の障害もなく全スタッフに動画で流し、スタッフも戸惑うことなく受け入れてくれる体制が整っていました。

　そして、自分自身はどうなったかというと、2週間もクリニックを空けるという経験をしたことで、私の中では、2週間クリニックを空けるイメージから1カ月クリニックを空けるイメージも湧くようになりました。理屈の上では、1カ月クリニックを空けようと思ったら簡単にできると思います。実際に1カ月クリニックを空けることはないと思いますが、この自信で、私はすごく**心にゆとりができて、大抵のことには動じないし、落ち込むこともなくなった**と感じています。

　なお、世界四大砂漠マラソンに関しては、この後、南米チリで行われたアタカマ砂漠マラソンにも挑戦し完走しました。南極250kmは、ナミブ、アタカマ、ゴビの3つのうちの2つを完走しないと参加できない大会です。ゴビとアタカマと2つを完走できたので、今は、是非、南極に挑戦したいと思っています。

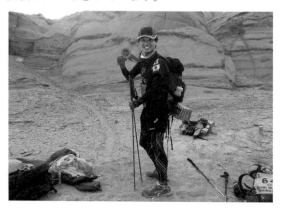

『そら&MASA』のテクニックで行く
ハイシーズンの家族旅行

　私たち医師は、いわゆるピークシーズンと言われる**お盆に年末年始、ゴールデンウイークしか休みが取れないのが通常**です。以前の私は、ピークシーズンに、妻と子ども3人の家族5人、ビジネスクラスでハワイに行って、数百万円の費用が掛かった経験を持ちます。それってやっぱり「うっ！」となります。それだけあったら、クリニックを改装してオペレーションを良くするのもよし、はたまた何かに投資することもできたでしょう。

　それで、私は結局、お盆は仕事をして、少しずらして休みをとることにしました。それでも、子どもが就学してからは夏休み期間中ということになります。すると、その期間の航空機チケットは、お盆より安いですが普段の2倍くらいします。また、年末年始はどうでしょう？　あるとき、「年末年始にクリニックを開いて、ずらして休診にしようかな」と、チラッとスタッフに提案したことがありますが、速攻拒否されました。合理性だけを考えてお正月休みをずらすことは、日本人には難しいのです。

　そんなある日、あえてこのハイシーズンの旅行でも

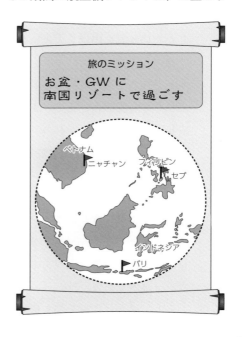

旅のミッション
お盆・GWに
南国リゾートで過ごす

経費を掛けずに行ける方法を、そらさんから学ぶ機会がありました。まず、経費を掛けないということからすると、上手にマイルやポイントを使う方法があるということは、ご存知の方も多いと思います。ですが、マイルを使ったことがある方は分かると思いますが、JALやANAで、ハイシーズンにマイルを使って搭乗できる特典航空券が空いているかというと、十中八九空いていません。普通にチケットを買う人がいっぱい居るのに、特典航空券をあてがえないという航空会社側の考えは、経営者としてよく分かります。ところが、実は上手く使える奥の手があるということをそらさんから教わりました。その方法は、この本の中で、そらさんが教示してくれていると思います。実は私の妻は、北海道出身なのですが、そらさんと出会えたことで、私は**ハイシーズンの年末年始でも北海道に行けるようになったのです**。そして、せっかく手に入れたその貴重な時間は、年に一度の義父母への親孝行と子どもたちの思い出づくりに全力を尽くしています。自分の子どもの頃を思い返しても、その歳に、ある土地へ行って、ある経験をしたという思い出は、大人になっても忘れないからです。

　私が初めて海外に行ったのは小学校6年生のときで、そのときのことは今でも鮮明に覚えています。それは、1985年（昭和60年）、野球少年だった私のあこがれのプロ野球チーム、阪神タイガースが日本一になった年のことです。機械関係の事業をしていた父親は、仕事で東南アジアのタイ、首都のバンコクに行く必要があったのですが、私を連れて行ってくれました。そのときのバンコクは今と違って発展途上国で、街には乞食がわんさか居て、すごい汚い街でした。子どもの私でもカルチャーショックを受けました。食べ物も全然違うし、これだけ生活や文化の違う国があるのだと、子どもの私でも理解できて大きなショックでした。

　一方、人々は仏教を深く信仰していて、国王に対する畏敬の念も皆

が持ち、とても笑顔が素敵で優しい良い人たちだったのを覚えています。また、交通手段として、人々を乗せるトゥクトゥクという3輪自動車（今でも走ってます）が、縦横無尽に道路を走っていて、交通ルールはあるのか、ないのか、誰も守っているふうはありません。当然、あちこちで、ぶつかっているのですが、誰も怒っていません。こんな世界があるんだと思いました。そして、私は、自分の知的好奇心がものすごく刺激されているのを感じていました。

　35年以上過ぎた今でも鮮明にそのときのことを覚えています。ですから、私の3人の息子たちにも、異文化に触れて、世の中は広いんだということを知り、今の自分たちは恵まれていることを感じてほしいと思っています。そのためには、もちろん**旅行中のコミュニケーションの量も必要ですが、その質を高めることも重要**だと思っています。

　家族や友人の間では語り草になっている私の次男の話があります。沖縄県恩納村のホテル・ハレクラニ沖縄に家族で泊まったときに、そこの沖縄そばが美味しいと次男が15杯食べたという話です。これは、異文化を感じるというような大それたことではないですが、そこに**家族と行かなかったならば、語り草になるような一生の思い出づくりも**で

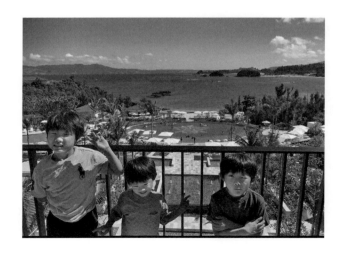

きなかったのです。

　私は今までに、『そら＆MASA』の奥の手を駆使して、**お盆やゴール
デンウィークなどは、家族揃って、インドネシア・バリ島やフィリピン・
セブ島、ベトナム・ニャチャンといった海外のリゾートホテルで、**おい
しいごはん食べて、海が見えるところでゆっくりする機会を持ってい
ます。**年末年始は、妻の故郷である北海道で過ごすのが恒例です。**

　子どもたちの教育にとって、異文化に触れることはとても大事と思
うと同時に、私たち医師は、普段は家族とゆっくりできることが少な
いので、お盆とお正月くらいは、ずっと一緒に過ごして、普段なかな
か経験できないことを経験させてあげて、家族にとって喜びの時間を
持ちたいし、特に、子どもは誰もみな好奇心旺盛なので、好奇心を満
たしてあげる機会をこれからもたくさんつくってあげたいと思ってい
ます。ですから、私にとっての**海外への家族旅行は、子どもたちの感性
を磨くきっかけ**という位置付けです。

　妻のことを考えれば、子どもの手が掛かるうちは、逆に旅行に行く
ことが妻にとって負担になることもあったかもしれません。ですから、
妻への感謝の気持ちを表すのは、日々の積み重ねであって、海外旅行
へ行ったからといって、一発で汚名挽回になっているわけではありま
せんが、家族で日常を忘れて一緒に遊ぶ時間は、妻にとっても幸せな
時間であるに違いないと信じています。

　これを書いている今、ロシアのウクライナ侵攻が続き、イスラエル
はパレスチナ人の住むガザを空爆しています。悲しい報道が毎日流れ
ているのです。けれど、この愚かで悲しい事態が大きな反省となって、
これからの子どもたちの時代は、今よりワールドワイドな社会となっ
て、日本、ロシア、アメリカ、中国……といったバラバラの一つひと
つの国で成り立つ社会ではなく、世界中の国と国が融合して大きな一
つの社会になっているに違いない、と私は信じています。そこで日本

人として、世界の一員である日本人として、どう振る舞うかは、**異文化にたくさん触れて、多くの異なった考えを知る**ことが、私にとっても子どもたちにとっても、すごく重要なのではないでしょうか。

再びのインド、聴診器ビジネスの見学

　2023年秋、再びインドの地を踏みました。降り立ったのは旧「バンガロール」、現在の「ベンガルール」という都市で、ムンバイから飛行機で1時間半くらいのところにあります。こう聞くとすごく田舎を思い浮かべるかもしれませんが、実は、**アメリカ・シリコンバレーのインド版**みたいなところです。そこに、**聴診器のビジネス**をしている起業家がいるということで、興味をそそられて行ってみました。

　ベンガルールには、国営の重工業、航空産業、宇宙産業、防衛産業の工場群が置かれ、さらに、インド経済自由化後におけるハイテク産業の確立と成功は、インドのIT産業を成長させる原動力になったと言われています。高い教育水準を誇る複数の大学と研究所の所在地としても知られ、識字率は国内第2位、一方で、発展途上国にある巨大化する都市の常として、大気汚染、交通渋滞、犯罪、スラムなどの問題が多いと聞きました。

　ベンガルールでは、多くのインド人の若い人たちが、大学生でさえも、革新的なビジネスモデルによって社会にイノベーションを生みだす「スタートアップ事業」を起業しています。その中でもヘルスケア領域での起業が凄く多いということを聞きました。

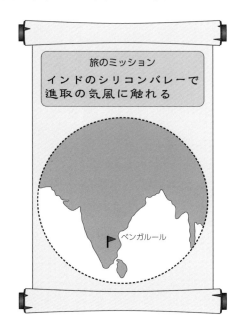

旅のミッション
インドのシリコンバレーで進取の気風に触れる

ベンガルール

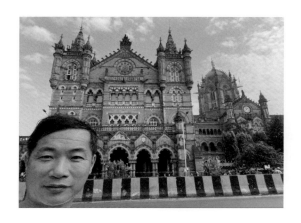

　その起業の一つで、すでに実装されているのが聴診器のビジネスで、今回見学させていただいた企業です。日本では、聴診器というと、一般の方は、お医者さんのアイコンというか、白衣を着て肩に聴診器を当てる＝医者というイメージを持っていると思います。一方、我々医師は、主に呼吸器系や循環器系の疾患を判別するのに使うと認識していると思うのですが、呼吸器系の疾患の場合は、診断が付けやすいけれど、循環器系では難しいと聞きます。例えば、呼吸器系の難病、間質性肺炎では、マジックテープをはがすような「パチパチ」とした音が聞こえ、マジックテープのメーカーであるベルクロ社にちなんで「ベルクロラ音」と呼ばれていますね。「ラ音」はご存じのように聴診の際に聞こえる雑音のことですが、ラ音にも「ズーズー」「ピーピー」「ブツブツ」などさまざまな音があり、どこの場所でどのような原因で音がしているのかを推測できます。ところが、循環器系の心雑音はもっと複雑で、いろいろなパターンがあって、優れた聴力と音の高さやタイミングの微妙な相違を識別する能力が必要とされています。だから、4つある心臓の弁が開いたり閉じたりする際の「音の大きさ」「雑音」「音の間隔」を聞き分けるのは「なかなか匠の技だ」と言われていたりするのです。

"自分を変える"旅行例　開業医梅岡の旅行記

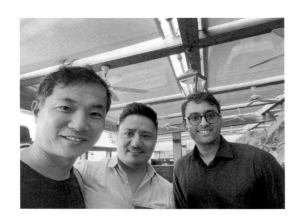

　今回のインドのスタートアップ企業は、**聴診した音のデータを記録し、それをビッグデータとして集積し、その統計結果から、どういった疾患でどのような音が出るのかをフィードバックして学習させて、診断がつけられる聴診器を開発**したのです。そしてなおかつ、インドの田舎、たとえそれが山奥だろうが、その聴診器でとった音をAIの補助診断として送って、デリーや、ニューデリーといった大都市の大病院の医師が、診断をつける……そういうことが可能となるそうです。しかも、その聴診器の値段は、**日本円にして2万2,000円**と聞きました。

　インドのモディ首相は2023年4月、インドの医療制度を世界最高レベルにする目的で「インド政府は保健インフラの強化にたゆまず取り組んでいく。その眼目は、国民が質の高い医療を手頃な料金で利用できることを保証することにある」と発表しています。とはいえ、現在のインドはやっぱり貧富の差が激しくて、富裕層の方々は美食の影響で糖尿病が爆発的に増えているということです。一方で、貧しい人々の間では、満足な医療が受けられずに、中耳炎なども放置し、聴力を失っている人がわんさか居ると聞きます。

　現地に行って感じたことは、**インドの方々は少なからず日本の医療を求めている**ということ、富裕層を日本に呼び込んで医療を提供する

ことなのか、あるいは、我々医師がインドに出向いて医療を提供することなのか、それは分からないですが、何か貢献できることがあったら嬉しいなと思いました。

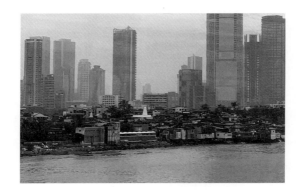

開業医コミュニティ『M.A.F』のメンバーとタイ・バンコクの病院見学

MAFホームページ

　2023年秋、インドの聴診器ビジネス見学から間もなく、私が主宰している**開業医コミュニティM.A.F**（https://maf-j.com/）のメンバー10人と、タイ・バンコクの私立病院の見学に行きました。なぜ、バンコクかと言いますと、まずは、現在、弟がバンコクに住み、そこで事業をしていること、ASEAN経済の中心地で、東南アジア屈指の世界都市であること、そして、子どもの頃の私が初めて行った外国の地で、手足の曲がった乞食や街のあちこちにあるスラムを目にして、子ども心にカルチャーショックを受けたこと、そういったことから**バンコクの医療状況を見て、我々日本人医師が何か手助けできることはないか**、と思って行ったわけです。

　訪問先は、バンコク三大病院の一つ、**富裕層向けの会員制の病院「サミティヴェート病院」**です。診療科は日本の大きな病院とほぼ同じ、入院病床が270床、外来診察室は45室、そのほか、救急対応から健診までこなす病院です。サミティヴェート病院会員の会費は10年間で1,300万円くらいするそうですが、今は空き待ち状態だというのです。会員専用のラウンジ

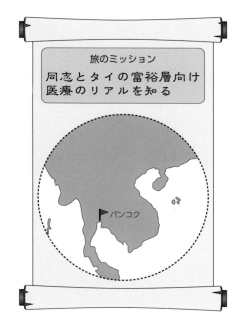

旅のミッション
同志とタイの富裕層向け医療のリアルを知る

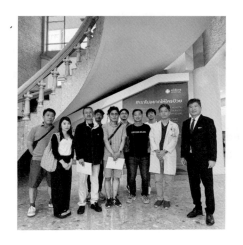

が整い、そこは、まるでホテルのラウンジのようでした。私の中のバンコクのイメージは子どもの頃のままだったのですが、バンコクに暮らす富裕層は、日本を凌ぐもので、そこは発展途上国ではなかったのです。中国の富裕層向け雑誌などを発行している「胡潤百富（Hurun Report）」が 2023 年 2 月に発表した報告書では、タイ人の資産 10 億米ドル以上の富豪の数は 57 人で世界で 9 番目に多い（日本は 44 人で世界で 11 番目）とされています。

　そして、サミティヴェート病院は、日本人が多く住むスクンビット地区にあり、2023 年 10 月に外務省が発表した『海外在留邦人調査統計』によれば、バンコクに住む日本人は 5 万 1,407 人で、ロサンゼルス都市圏に住む 6 万 4,457 人に次ぐ第 2 位で、ニューヨーク都市圏の 3 万 7,414 人より多いのです。それなのに、サミティヴェート病院の会員に日本人はいないとのことでした。病院には日本人専用の受付があるのですが、病院が改築される度に縮小されているそうで、そこにおける日本人のポジションといいますか、バンコクに住む日本人の重要度が下がってきているような気もしました。

　一方、サミティヴェート病院の医師に目を向けると、多くの医師が、

主にバンコクの医科大学を卒業した後、アメリカやヨーロッパなどの大学の医学部でトレーニングを積んで帰ってきて現職についているとのことです。そこで、この病院で提供する医療は、医療機器も世界トップクラスなら、医療技術もトップクラスだったのです。訪問する前には、足りない医療はないかとか、少しでも我々が提供できるリソースはないかを見てこようと思っていたのですが、実は、ここでの医療技術も医療機器も最先端、結論から言えば、我々日本の開業医が何かを提供するのは難しいということでした。

とはいえ、そういった先端医療を提供できるのはバンコクにある「サミティヴェート病院」「バンコク病院」「バムルンラード病院」といった富裕層向けの病院だけです。同じバンコクでも貧困層のみならず庶民層はそういった病院には行けないわけで、ましてや、農村部に行くと相変わらずクリニックがないとか、あっても医師が少ないとか、病気になっても治療が受けづらい状況は続いているのです。

報道を通じて、COVID-19 の際に治療が受けられなかったり、予防接種も受けられない状況を知ったことで、「私たち日本人医師に何かできることはないか」と見学に行ったのですが、見学の結果、問題・課題はむしろ政治や社会情勢にあるのであって、私たち日本の開業医が、何かすぐにするのは結構難しい、というわけです。

そして、改めて感じたことは、一つは日本の国民皆保険制度は優れているということ、もう一つは、日本では健康に対する意識が強いですけれど、タイでも富裕層は日本のそれ以上に健康を求めていることです。富裕層の方々は、健康になれるなら、お金をいくら積んでもいいし、何だってするというぐらいの意識を感じました。

日本の医療体制の中でしか行動していない自分の了見の狭さとか、考えの浅さを改めて感じて、**開業医もやっぱり旅行に出て外の社会を知るべき**と思いました。そして、M.A.F を通じて仲間となって、こうやって一緒に旅行するまでになった同志に感謝します。

とともに、この本を読んでくださった皆さんが、M.A.F に興味を持ってくださって、仲間入りしてくださったら、こんなに幸せなことはありません。

　ちなみに、紹介したこれらの 5 つの旅行は、当然、飛行機は最低でもビジネスクラス、ホテルも 5 つ星、『そら & MASA』さんの奥の手で確保しました。行きの飛行機の中では、日頃の疲れを取り、ホテルでは、ゆったりとした環境で、これからの日本の開業医の在り方を考えることもできました。そして、何より、こういった旅の方法を教えてくれた『そら & MASA』さんに感謝です。

おわりに

● 私が研修医だった頃

　私が研修医になったときに感じたことは、朝から晩まで働くことは覚悟していたけれど、想像以上に拘束時間が長いということでした。ですが、その拘束時間の内容が濃いかというと、濃い面もありましたが、薄い面もあったと思います。

　例えば、医局総出で病棟を回る医長回診は、医長の準備が整うまでは、ただ待っているだけの時間でした。もっとも、どなたでもそうだと思いますが、その時間をただボーっと過ごしたいわけではなく、勉強に充てたりもしていましたが、やはり、勉強に集中できていたわけではなく、医長の行動を目で追い、いつ回診が始まるかを気にしながらの、思考能力が二分している時間だったと思います。長い拘束時間のうちには、肉体的ばかりでなく、精神的にも疲労はあったのではないでしょうか。

　また、私の頃は、研修医を一人前の医師とするための系統立った教え方が確立されていませんでした。もちろん、それは、今でもどの業界でも課題だとは思います。効率的に一人前の人を育てるのには、どういう手順で教育したらいいのか、確立されているべきだと思うのです。例えば医師だったら、カルテの書き方から始まって、点滴の内容や注射の仕方についての指導などは指導方法が確立していた方が効率的だと思うのです。私の研修医時代は、指導医師個人個人によって主

義主張がある、とともに、基本の基本でさえ系統立って示してくれる教材がありませんでした。近頃、本屋さんに行って驚くのですが、現在では研修医を指導する本がたくさんありますし、YouTube で見れば、さまざまなレベルの教材が見られます。「こういうものがあればいいなぁ」と思った自分自身の体験からしても、現在はそう感じた先輩医師たちが、若い医師達に系統だった教材を提供しているのだと思います。本当に素晴らしいことだと思います。

　もう一つ手術に関しては、同じ医局に属していても人によって違うので、研修医時代は混乱することもありました。研修医を教育していくうえでは、そこもできる限り標準化できたらいいと思います。そして、標準化できたら、次は「世界一のマニュアルをつくれる医師がいればいいなぁ」とも思います。

　私は、自分が組織のトップになってみて、系統立てた教育の仕方の重要性をさらにひしひしと感じています。私の法人では、毎年、5〜6人の新卒スタッフを採用しています。そこで、新卒が入ったら、どういう教え方をすれば、最も短期間で一人前のスタッフを育てられるか……新人教育は、常に考えて、アップグレードしているマニュアルに従って行います。

　また、現在は風習としてないのかもしれかせんが、私の時代は、上司が帰るまでは帰れない、つまり、研修医は最後に帰る……という暗黙の了解がありました。所用があって帰りたいと思い、先に帰ろうとしたら嫌味を言う先輩がいました。薄給の上に、何時までいても残業代が出るわけではありません。そういう世界にいると、自分の生活にメリハリがないから、いざというときに火事場のバカ力を出すような集中力が培われにくいように感じていました。

　そして、僕自身の体験で言うと、何でもかんでも研修医に雑務が降りてきていました。本当に医師がしなければならない仕事なのかと疑問を持ちつつ、医局全部の保険関係の書類を作成したり、もちろん担

当医が最後は確認して印鑑を押しますが、そこに至るまでは、入院がいつからいつまでだとか、退院がいつだとか、全部研修医の仕事でした。あの書類の束を見る度に凄くうんざりしたことを、今でも鮮明に覚えています。

こういった経緯があるので、今の私には、「医師には医師の仕事だけさせたらいいじゃないか」という想いが強くあります。医師は誰でも、山のような書類を作成したくて医師になったわけではなくて、患者さんに元気になってほしくて、患者さんに喜んでほしくて、患者さんを治したいと思って、医師になったと思います。勤務医では、所属する組織のルールで仕事をしなければなりませんが、開業医は、自分しかできない仕事にだけにフォーカスできるように組織の体制を整えれば、不得意な仕事に忙殺されずに、結果、組織としての生産性も上がります。

生産性をあげることは、医療業界に限ったことではなく、多くの経営者にとって、昔から今に至るまでの課題とされています。そして、業界ごとに少しずつ改善されつつある問題もあれば、まだまだ改善されていない問題もあると思います。そして、医療業界は、遅れているほうだと感じていますが、私は、自分にしかできないこと、さらには、今、自分が一番したいことに注力しようと頑張っています。

医師の皆さんの意識改革のために、私の本が一石を投じてくれればいいなぁ……との想いで、何冊か本を出していますが、この本を書くという作業も、何も自分自身でタイピングまでしなくていいと思っています。私にはやりたいことがいっぱいあるので、机に向かってタイピングだけをしている時間が惜しいのです。友人からは「生き急いでいる」との忠告もいただきますが、今、武庫川の河川敷を走りながら録音、という形でこれを書いているわけです。

法人の理事長であり、医師であり、経営者である現在の私の考えの根底には、研修医時代の自身の経験と想いがあるのです。そして、医

師も、否、患者さんに元気を与えなければならない医師だからこそ、自分自身がワクワクする人生を送るべきなのです。

● 無知の知

　2020年1月、COVID-19が、世界中で拡大する中で、私、梅岡が取り組んだのが、哲学の勉強に行くことでした。人間が今まで培ってきた経験や知識では対抗できないような脅威が、世の中にはまだまだあるということを痛切に感じて、その中で、精神的に強靱になるにはどうすればいいのだろうと考えた末、頭に浮かんだのが「哲学」。そして、哲学といえばここからと言える、アリストテレスやプラトン、ソクラテスという有名な方々の考え方に触れる機会を得ようと旅に出ました。

　私は、当然理系の人間ですが、哲学というと遡ること高校生、社会科目は「倫理」の授業をとっていて、センター試験では100点満点で78点を取ることができた科目です。というわけで、私の中には、哲学に対するプラスの思い出があります。

　その倫理の授業の中に出てきたのが、ソクラテスが示した「無知の知」という言葉で、当時の私の心に刺さった言葉の一つでした。と言いますか、「知らんということを知っておくということがすごく大事だな」と感じたのです。

　そして、そのことは大人になった今でも大切にしていることで、自分が無知であることを知ることで自分の謙虚さが生まれ、他人の話に耳を傾けるから、自分が向上できるのではないかと思っているのです。

　私たち医師も含まれるのではないかと思いますが、俗にインテリ層と言われ、少し成功されている方たちは、世の中に自分に知らないことはないとか、自分は多くを知っているんだと思い込み、ややもすると自分は万能だと勘違いしがちです。そのことは、私からすると、とても損をしていると感じます。他人に教えてもらうとか、他人の意見を聞き入れるといった態度は薄れ、新しいことに対する知的好奇心や

欲求もなくなってくるから、一生、死ぬまで自分の過去の栄光の延長上で仕事をしようとして、大きく成長できなくなっているのではないかと思うのです。

その理由を考えたとき、私には偏差値教育の弊害が表れているように思えます。私たち医師は、教育を受ける過程で、偏差値が高くて勉強ができると言われるグループに属していたと思います。ですが、それは、答えは一個しかないという、およそ社会一般の事象から見れば、現実的ではないような問題に対する解き方を覚えたというだけであって、それで正解を出していたことで、自分はさまざまなことを知っていると思い違いしてしまっているように感じるのです。

ところが、社会に出ると、答えは一つではありません。特に、人や事象を扱っていると、理系人間が得意な論理的な数式に当てはめては解けない問題が五万とあります。そこで、そのことを理解し、世の中には自分には知らないことがたくさんあるということを意識していない限り、新しい知識に触れる機会があっても見過ごしてしまい、自分自身は少しも進歩できなくなってしまうのです。

私には常に新しいことを知りたいという欲求が強くあって、旅行に行くのも、その欲求を満たすための一つの方法です。ですが、仮に「自分はそれなりに収入があって、行こうと思えば行けるのだから、今は無理して旅行しなくてもいい」と思ったら、その瞬間から新しい知識を得る機会は失われるのです。

私は、無知であることを知ることを肝に銘じて行動しているからこそ、そして、閉鎖的な社会情勢を経験したからこそ、ソクラテスを生み出した地、ギリシャへ行って、改めて「無知の知」という言葉を考え直したいと思って行動に移しました。考えてみれば、「無知の知」と示したソクラテスほど、すべてのことを知っている「知」の巨人はいないのです。そんなソクラテスが、実際に「無知の知」を示しているわけだから、謙虚であることを肝に銘じているつもりの私ですが、自

分はもっともっと謙虚に生きるべきで、もっともっと謙虚に物事に触れるべきなのです。

　もちろん、すべての医師が自分が一番、何でも分かっていると思っていらっしゃるわけではなく、向上心に溢れ、自分にとって必要な新しい知識を常に求めていらっしゃる医師もたくさんいらっしゃることを、私は知っています。私の周りには、謙虚にさらなる高みを目指す医師がたくさんいます。そして、何より、皆さんも、もっともっと色々学ぼうと思っていらっしゃるからこそ、この本を手にしてくださっているのだと思います。皆さんの根底に「無知の知」という考え方があるから、この本を通した接点が、私たちの間にできたのだと感謝もしています。

　旅行に関して考えれば、自分は「無知の知」を心にしていたから、そらさんのセミナーに参加しましたし、そこで得た情報や知識が、私の旅行をグレードアップさせて、より多くの情報や考えに触れる機会を提供してくれたと感じています。

　改めて、私自身も「無知の知」という考えをこれからも持ち続けて、そらさんのアドバイスを受けながら、世界のどこへでも出掛けて、もっともっとさまざまな情報を得たり、新しい知識を習得していきたいと思っています。

● 虫の目・鳥の目

　皆さんは、「虫の目・鳥の目」という言葉をご存知でしょうか？　これは、物事に行き詰まったとき、視点を変えることで解決へ近づけるという一つの解決方法を表すときに使われる言葉で、物事を見る視点を変えれば、それまで見えてこなかった答えを見つけられる可能性が高まるという考え方です。

　ご存知のように、「虫の目」は複眼です。ですから、近づいてさまざまな角度から物事を見ることができます。組織で言えば、現場に出て

自分の目で、多角的に直接確認するということでしょうか。けれど、接近し過ぎると、全体像が見えなくなって正しい方向に向かっているのかベクトルの方向が分からなくなるので、今度は、一度距離を置いて、高い位置から俯瞰して起こった事象を見る「鳥の目」で見る必要が出てきます。人は問題を抱えると、問題そのものだけに目が行きがちですが、全体を捉える視点が持てれば、解決のきっかけが見えるかもしれません。

　私たち開業医も、経営や組織運営に関してさまざまな場面で判断をし、行動しなければなりません。あふれかえる情報の中から必要なものを集め、分析し、理解を重ね、次の一手を繰り出していかなければなりません。そのときに、「虫の目」で情報を多角的に集め、「鳥の目」で全体像をつかんで判断を下し、決断する必要があります。

　ところで、私たち開業医は、診療とクリニックの運営に関する仕事との時間の割合を考えると、一般的には8〜9割が診療に当てているのではないか思います。一方で、今まで学んできていない不慣れな運営に関する仕事に残りの1〜2割を割くわけですが、その内容はスタッフでもできるような作業的な仕事も多く、その処理に時間を追われ、組織全体の将来を考えるという経営者としては最も重要な仕事には、手が付かないということが多いと思います。つまり、「虫の目」だけになってしまっているように感じます。

　高校時代は偏差値が高く、難関大学を突破して、ハイレベルな中で切磋琢磨して医師となり、世間的にも一目置かれ、活躍の場も多く持てる医師が、一つのクリニックを開業して、その運営だけで過ごしているのを見ると、私は「皆さん、自分の能力を使い切ってないなぁ」と残念に思います。多くの先生方は、開業医はそれが当たり前で、それでいいと思っていらっしゃるかもしれません。現に開業当時の私も「それでもいいかな」と思っていました。

　昨今の若い医師を見ていると、少子高齢化が進みGDPが下がって

いくなかで、クリニックを開業するだけでなく、新規の起業をし、会社をつくったりしている人もいます。それを見るにつけ、私たち世代の医師ももっとできることがあると、つくづく思うようになりました。そして、私は、若い世代に刺激されて「鳥の目」で自分の置かれている環境を見られる旅行できる環境を得たことで、開業医のコミュニティをつくろうとか、本を出版しようとか、あるいは、ファスティングのアプリをつくろうとか、あるいは、農業関係の事業を始めようとか……、自分がやりたいこと、自分にしかできないことに挑戦している今があります。ですが、私が今も毎日診療し、医師でなくてもできる仕事をスタッフに権限移譲できていなかったら、開業医コミュニティをつくったり、本を書いたりする時間は持てませんから、そうしたくても到底できなかったと思います。

　「鳥の目」で自分を見つめ直すことができたのは、異業種の中小企業の経営者の方と経営について学ぶ機会を持ったからです。組織として運営するには、規模が10人を超えたら、トップが現場に浸かりきりはあり得ないと学びました。プレイヤーではなくてマネージャーの仕事の順位が優先されるのです。ところが、医科クリニック、歯科クリニックではどうでしょう？　院長が月曜から土曜まで現場に張り付いていませんか？

　私の法人は、単に複数のクリニックを運営するだけでなく、企業主導型保育園や児童支援発達スクール事業へも事業展開し、この4月でスタッフ総勢100人を超えています。となると、私が一つの現場に張り付いているわけにはいきませんから、「鳥の目」で俯瞰して法人全体を見渡すことが必然となります。

　私も皆さんと同じように、医師になったのは、一人でも多くの患者さんを元気にしたいと思ったからですし、自分が医療を提供することが社会のためになると思ったからでもあります。ですが、私がどれだけ頑張ったって、年間3万人の患者さんを診るのが精一杯です。もの

すごく頑張って年間３万人の患者さんを診て社会のためになっているのか……、「いや、違うでしょ」というのが私の結論です。例えば、開業医のコミュニティをつくったり、本を書いたりしていますが、より良き成果をあげられるクリニック運営について、多くの開業医の皆さんに紹介することによって、全国のクリニックの院長と、その先におられる患者さんもハッピーにできたら、私が一つのクリニックでアクセクしているより、ずっと社会に貢献できると、私は思っているのです。だから、現在の私は、クリニックでの診療さえも医師を採用してお任せし、自分は経営者としての仕事にウエイトを置いています。

　もちろん、後輩に尊敬されるくらいの医療技術や医療に対する強い想いを持って現場に立っている医師の方には、心から頭が下がる思いで、その方の生き方を否定するものではありません。実は、私の大学時代の成績は下から数えた方が早いくらいで、持ち前の要領の良さで卒業できたと思っているくらいです。だから、正しくは、私が患者さんに提供する医療は神の手にはなり得なくて、だったら、より地域の皆さんのためになるにはどうすればいいかを考えた結果が、現在というわけです。そして、私に特別に経営に関する能力があったわけではなく、クリニックを飛び出して学んだからです。

　出会いは人を変え、人を育てます。そんな出会いの一つが『そら＆MASA』さんとの出会いです。この本を読まれている皆さんも、広い世界で多くの出会いを持つと、もっともっと隠れている能力を発揮して、ご自身が他者にインスパイアされる存在にもなれると思うのです。私と皆さんの違いは、「虫の目」で行動するクリニックという狭い空間から抜け出して旅行し、非日常に身を置いて「鳥の目」で、中長期的な目標や計画を考えているか、いないかなのではないでしょうか。

　現在の若い医師は、一クリニックに留まらないで、もっと広く活躍したいと思っている人が多いように感じます。若い医師の目標となる

開業医となるのでもいいと思います。そのことは家族に対しても同じで、お子さんに「僕も医者になりたい」と思ってもらえるような素晴らしい生き方を目指すのもありと思います。

　そのためには、旅に出る……この本は直接的には旅を勧める本ですが、旅ではなくてもハイクラスのホテルに宿泊してみることでもいいです。クリニック以外の環境に身を置くことをまず第一歩としてお勧めします。診察をしていなくても、クリニック内に居ると、そこで起こっているさまざまなことに注意が向きます。それでは、最も大事なこれからの自分や家族、これからのクリニックを考えることに集中できません。そこで、クリニックを飛び出すのです。

　とはいえ、休診日を設けるというのは、患者さんの立場に立っていないと思うので、代診ドクターを一度入れてみてはいかがでしょう？今までの経験では、診察する医師が代わると、いっときは7掛け8掛けの集患数になるのかもしれないですが、それでもいいではないですか。そこから始まって、その先生の方が院長先生より好きだからと、その医師の時にしか来ない患者さんも出てきます。「自分がいなければ」という自己重要感に一石を投じるような出来事が起きてくるのです。そういう現実があるところも踏まえて、今回は「鳥の目」俯瞰のために旅行をお勧めしました。

さらなる奥の手

お時間のある時にこの QR コードを読み取ってみてください。
この本を書くに当たって行ったそらさん、MASA さんとの対談模様です。
そこではこの本には書かれていない旅の奥の手も語られています。

特別付録
対談動画

● 旅行の先にあるもの

　普段、クリニックの雑務に追われ、お正月やお盆休みくらいは家で寝たい、ゆっくりしたい……という開業医の皆さんの話を時々聞きますが、まとまって取れる自由な時間こそ、普段いるところから離れる必要性を感じます。そのリトリート効果は経験してみて初めて実感するものです。

　実は、私が主宰する開業医コミュニティ・M.A.Fでは、リトリート施設を造ることを計画しています。富士山の麓に、富士山が一望できる明治30年築の古民家を購入しました。そこは、20人くらい泊まれます。たくさんの仲間と泊まって、お風呂に入りながら、サウナに入りながら、お酒を飲みながら、みんなでワイワイ、男女関係なくざっくばらんに話ができる施設にしようと思っています。M.A.Fは、クリニック経営に関するノウハウばかりでなく、医師が一人の人間として生き生きと生きるためのさまざまな情報も交換し、共有しています。

　そんなM.A.Fの施設で、皆さんとそれぞれの旅行のおすすめポイントや体験をご一緒に語れる日が来ることを心から望んでいますし、その日のことを思うとワクワク感を抑えきれない私がいます。日頃ストレスの多い世の中でも、人の命を預かっている以上、さらに多くのストレスも感じていらっしゃる皆さん、今よりさらにワクワクとした人生を一緒に歩んでいきましょう！！

【著者紹介】

梅 岡 比 俊

医療法人社団梅華会グループ 理事長
開業医コミュニティ M.A.F 主宰
予防未病健康医師協会 代表理事
耳鼻咽喉科専門医

奈良県立医科大学医学部卒業。
阪神地区に耳鼻科4院・小児科2院・心療内科1院、東京都内に消化器内科2院の計9院を展開。年間患者来院数は約17万人にのぼり、地域に密着した医療を提供している。
2024年10月に新規開院した心療内科には、マインドフルネスセンターを併設。現代のニーズに合った医療を提供し、医療の幅を広げている。
健康寿命の延伸を目指す全国の医師・歯科医師で構成された予防未病健康医師協会の代表理事も務め、この協会を通じ、連携による包括的な予防医学の概念を広める活動を全国で展開し、自院でもそのサービスを提供している。
趣味は読書とトライアスロンで、世界の過酷なレースに参加するアスリートでもある。また、野菜ソムリエやファスティングマイスターの資格を所有し、真の意味での健康を追求し続けている。
編著書に『臨床経験豊富な100人の専門医が教える! 健康 医学』(フローラル出版)、『医者が教える最高のやせ方』(すばる舎) があるほか、クリニック運営関連の著書も多数。

服 部 そ ら (良太)

株式会社エム＆スカイ COO

1975年生まれ。同志社大学商学部国際ビジネスコミュニケーション専攻卒業(亀田尚己ゼミ)。
大学卒業後、(株)HISに入社。マーケティング、京都支店、枚方支店、ナンバーワントラベル所属後、JTBヨーロッパグループの (株)Tumlare (現 Kuoni Tumlare) に転職し、大手旅行代理店のパッケージツアーの企画造成に関わる。
計、20年以上旅行会社に勤務し、旅行コンサルティング会社 (株)エム＆スカイを立ち上げ現在に至る。
プライベートでも旅行が大好きで、妻、一女と共に、国内外旅行に出かける日々。
趣味は、ランニング、ピアノ、英語。

金 村 泰 將

株式会社エムエースタンズ・プロモーション　代表取締役

同志社大学商学部卒業。
学習塾の講師、運営を経てプロモーションの世界へ転身。
航空会社への持ち込み企画をきっかけに、政府観光局、ホテルとのつながりも深める。
幼少の頃より暇さえあれば地球儀を眺めている妄想トリッパー。海外旅番組は欠かさずチェック。
海外へはプライベートよりも取材やロケ等で行くことが多く、現在も世界中を飛び回っている。
公私ともにアメリカへの渡航が特に多い。

開業医のための極上旅スタイル　　Ⓒ
―人生と旅を豊かにする VIP 特典活用術

発　行	2025 年 3 月 31 日　　1 版 1 刷
著　者	梅 岡 比 俊
	服 部 そ ら
	金 村 泰 將
発行者	株式会社　　中外医学社
	代表取締役　青 木　　滋
	〒 162-0805　東京都新宿区矢来町 62
	電　話　　(03) 3268-2701（代）
	振替口座　　00190-1-98814 番

印刷・製本/三和印刷(株)　　　　　　　　　＜ HI・YK ＞
ISBN978-4-498-14862-8　　　　　　　　　Printed in Japan

JCOPY ＜(社)出版者著作権管理機構　委託出版物＞

本書の無断複製は著作権法上での例外を除き禁じられています．
複製される場合は，そのつど事前に，(社)出版者著作権管理機構
（電話 03-5244-5088，FAX 03-5244-5089，e-mail: info@jcopy.
or.jp）の許諾を得てください．